看護学生・若手看護師のための

急変させない患者観察テクニック

小さな変化を見逃さない！できる看護師のみかた・考え方

日本医療教授システム学会 代表理事 池上敬一 著

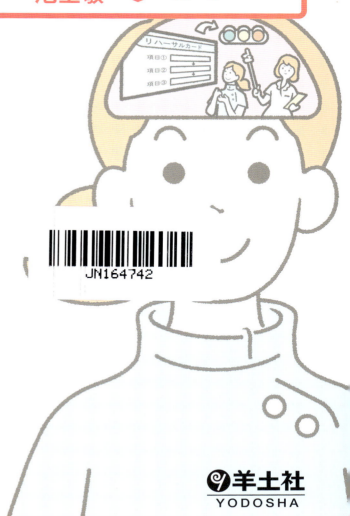

羊土社
YODOSHA

謹告

　本書に記載されている診断法・治療法に関しては，発行時点における最新の情報に基づき，正確を期するよう，著者ならびに出版社はそれぞれ最善の努力を払っております．しかし，医学，医療の進歩により，記載された内容が正確かつ完全ではなくなる場合もございます．

　したがって，実際の診断法・治療法で，熟知していない，あるいは汎用されていない新薬をはじめとする医薬品の使用，検査の実施および判読にあたっては，まず医薬品添付文書や機器および試薬の説明書で確認され，また診療技術に関しては十分考慮されたうえで，常に細心の注意を払われるようお願いいたします．

　本書記載の診断法・治療法・医薬品・検査法・疾患への適応などが，その後の医学研究ならびに医療の進歩により本書発行後に変更された場合，その診断法・治療法・医薬品・検査法・疾患への適応などによる不測の事故に対して，著者ならびに出版社はその責を負いかねますのでご了承ください．

序

　本書の目的は、1）看護学生・若手看護師に「急変させない患者観察テクニック」アプリケーションを提供し、2）アプリを使う練習（シミュレーション）をしながら「できる」看護師の基本的な看護実践能力である「急変させない患者観察テクニック」を獲得することにあります。

　急変させない患者観察が習慣になれば、看護につきまとう「患者が急変したらどうしよう…」という不安から開放され、看護の楽しさ・素晴らしさを味わう気持ちの余裕が生まれ、看護師のキャリアを継続するモチベーションが向上します。

　本書を使った学び方はスマートフォンに新しいアプリをインストールし、アプリを使いながらアプリの応用のしかたを習得していくやり方と同じです。「急変させない患者観察テクニック」のアプリを使うことで効果的（できるようになったことが実感できる）・効率的（短い時間・少ない労力で）・魅力的（楽しく集中して）な方法で「できる」看護師の患者安全能力を獲得します。

　本書は日本医療教授システム学会が開発したゴールド・メソッド（GOLDメソッド）を用いて執筆しました。ゴールド・メソッドにより、現場で行う看護実践をホール（全体）として学べる看護実践の教材と、「できる」看護師になりきって看護実践を行うためのツール（スクリプトと知識カード）を作成しました。学習者は情報として提示される模擬患者に対しツールを利用しながら看護実践を経験します。看護実践の一連のプロセスで患者の病状を認識して変化を予測し看護計画を立てたり、観察したことから状況を判断したり、その状況で必要な行動を選択し実行しながら、「できる」看護師の看護実践能力を獲得していきます（アプリを自分の頭の中にインストールしていく・自分の能力に変換する）。

　最後に本書を攻略するコツを伝授しておきます。

- 書かれた文字を読みながら頭の中に患者とその世界をつくり出し、その世界の中で看護実践を行う自分をイメージしてください。
- 看護実践に「ただ1つの正解」はありません。
- 看護実践では「こういう場合はこう考えこの計画を採用する」という計画する考え方と、「このような結果になった理由は多分こうだろう」という結果を分析する考え方が必要になります。
- クイズやシミュレーションでは、試験の頭で正解を探すのではなく、患者とかかわっている自分のイメージ的な世界の中で「できる」看護師として計画する考え方と分析する考え方を使います。

　それでは本書、「急変させない患者観察テクニック」をお楽しみください。

2018年1月

日本医療教授システム学会代表理事
池上敬一

看護学生・若手看護師のための
急変させない患者観察テクニック
小さな変化を見逃さない！ できる看護師のみかた・考え方

● 序 3

本書の使い方
   1．学習マップ 8
   2．本書の構成と学びのデザイン（本書の役割） 18
   3．効果的な学び方（読者の役割） 22

第1章　「急変させない患者観察テクニック」の背景となる知識
   1．患者急変はなぜ起こるのか 30
   2．心停止マップと患者の変化 46
   3．問題解決技能 56
   4．急変させないためのトレーニング 62

第2章　事例で学ぶ「急変させない患者観察テクニック」
   1．実際に患者さんを受けもって考える 66

第3章　「急変させない患者観察テクニック」のツール
   1．「急変させない患者観察テクニック」というプログラム 100
   2．知識カードとその使い方 104

第4章　「急変させない患者観察テクニック」を用いた看護実践とその事例
   1．看護実践を実際に行う前に 136
   2．学習の文脈（状況設定） 140
   3．最初の訪室（肝生検から帰室して1時間後） 141
   4．2回目の訪室（肝生検から帰室して3時間後） 158

目　次

第5章　メンタル・シミュレーションで練習
　1．シナリオ1　　整形外科病棟・個室：斉藤恵子さん（82歳・女性） …… 180
　2．シナリオ2　　内科混合病棟・個室：安藤浩三さん（54歳・男性） …… 193

第6章　卒業テスト
　問題 …… 210
　解答例と解説 …… 216

第7章　卒業テストに合格した後の学習の指針
　1．患者安全のためのチーム・シミュレーション（患者安全TeamSim） …… 226
　2．卒業テストに合格した後の学習の指針 …… 228
　3．看護業務の構造と看護実践技能を学習する方法 …… 232

- 後記 …… 235
- 索引 …… 236

知識カードについて

第3章で解説する、できる看護師の頭の中がわかる14枚の知識カードは羊土社ホームページの**本書特典ページ**（下記参照）からダウンロード可能です。看護業務や自主学習でお役立てください。

1 羊土社ホームページ（www.yodosha.co.jp/）にアクセス（URL入力または「羊土社」で検索）

2 羊土社ホームページのトップページ右上の**書籍・雑誌付録特典**（スマートフォンの場合は**付録特典**）をクリック

3 コード入力欄に下記をご入力ください
　　コード：**eut** - **uuoj** - **kqri**　※すべて半角アルファベット小文字

4 本書特典ページへのリンクが表示されます
　　※羊土社会員の登録が必要です．2回目以降のご利用の際はログインすればコード入力は不要です
　　※羊土社会員の詳細につきましては，羊土社HPをご覧ください

※付録特典サービスは，予告なく休止または中止することがございます．本サービスの提供情報は羊土社HPをご参照ください．

本書の使い方

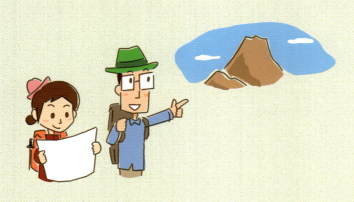

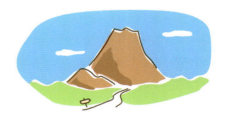

　本書を使った学習の全体像を「登山ガイドと一緒にはじめての山登りに挑戦する登山者」に例えてみます。めざす学習ゴールは遠くに見える山の頂です。山頂に到達する登山ルート（勉強のしかた）はいろいろありますが、登山ガイドは登山者の体力や経験に応じて最適なルートを選択します。登山ガイドが選んだルートをたどれば、はじめて山登りに挑戦する登山者でも自分の力でゴールに到達することができます。ルートをたどり山頂に到達したときの達成感や爽快感を考えれば、成功を味わうために一歩一歩足を進めることも苦労ではなく楽しみになってきます。

　本書を使った学習のゴール（山頂）は、急変させない患者観察テクニック、具体的にいえば、予期せぬ心停止につながる小さな変化、すなわち急変の芽、を発見しその場でその芽を摘みとってしまうための患者観察テクニックを獲得することです。本書は読者がゴールである山頂に到達するためのガイド役を担います。読者は本書をガイドとして使いながら、自分の努力で一歩一歩学びを刻みながら小さな目標を順番に達成していきます。ゴールに到達したかどうかを自ら確認するために卒業テストを設定しました。試験には何度でも挑戦できます。そして試験に合格したら自分が達成した成果を味わいましょう。一歩一歩学びを進め、急変させない患者観察テクニックを身につけた自分の頑張りを認め、目からウロコの学びの経験を振り返り、そして自分の看護実践能力に自信をもちましょう（目からウロコの学び方については後述します）。

　以下、本書を使った学習の進め方を説明します。

本書の使い方

1. 学習マップ

　目的地に到達するためには地図が必要です（登山、ドライブ、旅行）。本書を使って、急変させない患者観察テクニックを身につけるための学習の全体像を学習マップとして示します（図1）。学習をはじめる前に学習マップを眺めれば自分がどこへ向かおうとしているのか（学習のゴールを確認する）、ゴールに到達するためにはどのようなルートをたどるのかが一目瞭然になり、これからはじめる学習の指針になります。また学習の途中で学習マップを眺めることで、自分がこれまでに達成した成果を味わったり、あとどれくらいの道程が残っているかを確認し自分に合った速度の調整や時間配分ができます。

　以下、学習マップの内容を簡単に説明します。

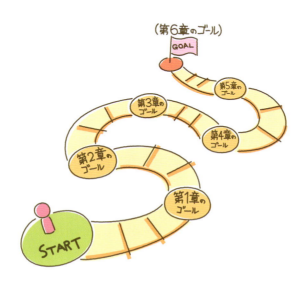

図1 ● 学習マップ

本書の使い方（ガイドの役割、あなたの役割を確認します）

山登りのガイドから、山登りのルールの説明があります。

ガイドの役割は、1）学習ゴールを示すこと、2）「あなた」がゴールに到達したことを知るために卒業テスト（評価のしかた）を設け実施すること、そして、3）「あなた」に章立てと各章の小さなゴールと学び方を示し「あなた」が「この学び方なら学習ゴールを達成できる」と動機づけすることです。

「あなた」の役割はガイドの説明を理解して、1）学習ゴール、2）卒業テスト、3）学び方と、この学習マップ（学習ゴールに到達するための章立て）を使って、小さなゴールを順に達成しながら、最後に全体ゴールに到達するイメージをもって、チェックリスト（**本書の使い方-3 表1**、p26）で学習の進捗（理解した、合格した、再度挑戦する）を確認することです。

第1章 「急変させない患者観察テクニック」の背景となる知識

まずガイドが山登りの前提となる知識を説明（レクチャー）します。説明に続いて簡単なクイズもあります。

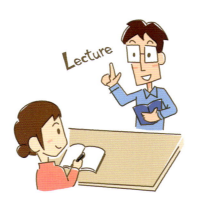

「患者急変はなぜ起こるのか」では次のことを説明します。まず急変は急に起きるわけではないこと、次に急変になる前に小さな変化が最初に起こること、そしてこの2つの事実から、最初に起こる小さな変化を発見しその場で対応することで急変を未然に防ぐこと

ができることを理解します。また小さな変化を発見するためには、人間の思考の癖である「落ち着いているから大丈夫だろう」という思い込みからいったん距離を置いて、「小さな変化があるかもしれない」という仮説で患者を観察する必要があることを理解します。

　入院患者が予期せぬ心停止に至るプロセスとその途中で起こる症状の変化を知ることで、患者の変化から心停止に陥るまでの時間を推定することができます。変化が小さければ心停止に至るまで8～16時間の猶予がありますが、変化が大きければ（急変）2～3時間の経過で心停止に至ってしまいます。

　患者急変による心停止を防止するためには、心停止を予測し逆算して考えた症状のうち最も早期の症状（これが小さな変化・最初の変化）を発見する患者観察のテクニックが必要になります。急変させないトレーニングでは、病状から心停止を推測し症状の変化を予測すること、患者のところに行ったらまず、（心停止につながる最初の）「変化があるのではないか」という頭で患者を観察すること、観察したことから「変化がない」「変化の懸念がある」「変化がある」を判断し、判断に応じた行動をとることを学習します。

第2章　事例で学ぶ「急変させない患者観察テクニック」

　知識を学んだら外に出て練習コースを使って登山のテクニックの実地練習を行います。

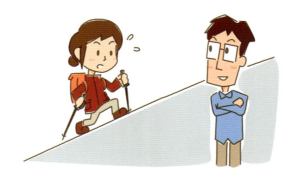

　本書では山田二郎さん（82歳・男性）の事例を用いて練習します。慢性肺気腫に肺炎を合併し救急外来から入院になった患者です。あなたは日勤看護師で山田さんを担当します。この章では「できる」看護師が登場し、あなたに「急変させない患者観察テクニック」のコツを説明します。説明は、a. 患者のところに行く前の準備（頭を整える）、b. 患者のところに行ったら（病室に入り患者に接するまで）、c. 患者に接したら、の3つの場面に

分けて行います。コツの説明に続いてクイズがあります。クイズを解きながら説明を読み直したり、正解の解説を読んで「そういう意味なのか」とか「そういうふうに考え行動するのか」というように山田二郎さんの状況のなかで説明の意味や使い方を理解してください。

第3章 「急変させない患者観察テクニック」のツール

山登りにはさまざまなツール（ウエア、靴、リュック、杖、雨具、ロープなど）を使用します。ツールを揃えツールを使えることを確認することは安全・確実に山頂に到達するための前提になります。ツールはあなたの一部であると同時にあなたの技能そのものです。

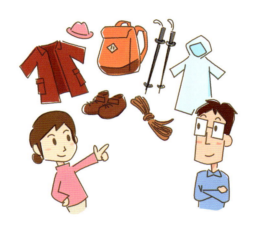

本書では次の3つの場面、a. 患者のところに行く前（ナースステーションで頭を整える）、b. 患者のところに行ったら（病室に入り患者に接するまで）、c. 患者に接したら、のそれぞれの目標を達成するためにさまざまなツールを用います。ツールを使うことが「急変させない患者観察テクニック」の秘訣といってもよいでしょう。

「急変させない患者観察テクニック」には14のツールがあり、本書では「ID式・知識カード（知識カード）」[※1]と呼んでいます（表1）。本書を読み、現場で使いながら学ぶことにより最初は本書の中（読者の頭の外）にある知識カードがしだいに読者の頭の中に入っていきます。

※1　ID式・知識カード：本書では「知識カード」と略している。本書はインストラクショナル・デザイン（Instructional Design：ID）を用いて執筆されており、本書中の図表やクイズも学習ゴールを達成するためにデザインしている。インストラクショナル・デザインについては、「本書の使い方-2」（p18）を参照。

表1 ●「急変させない患者観察テクニック」で用いる知識カードの一覧

①看護実践スクリプトカード	⑧初期評価カード
②病状認識カード	⑨患者安全信号機カード
③心停止マップカード	⑩プラン緑カード
④低酸素血症・ショックカード	⑪プラン黄色カード
⑤リハーサルカード	⑫プラン赤カード
⑥パッと見判断カード	⑬看護実践検証カード
⑦全体観察カード	⑭振り返りカード

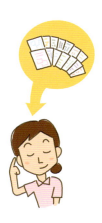

　14のツールは病院実習や病院に就職後も利用することができます。ツールは使うほどに手に馴染んできます。知識カードも使えば使うほど応用の範囲が広がってきます。

第4章　「急変させない患者観察テクニック」を用いた看護実践とその事例

　第1章で知識を得て、第2章のデモンストレーションで山登りのお手本を見て、第3章でツールを点検したあなたは登山をはじめます。ガイドは後ろからあなたの一挙手一投足を観察しながら、あなたが状況をどのように判断し、次の行動を選択しているのかをモニタしています。安心して登山に集中してください。

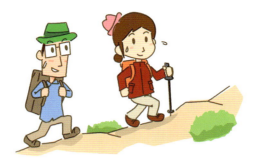

　この章では出産時の輸血によりC型肝炎を患った鈴木栄子さん（75歳・女性）が登場します。鈴木さんは消化器内科に外来通院中でしたが腹部エコー検査で肝硬変の疑いがあるとのことで、確定診断のために肝生検を目的に入院しました。あなたは肝生検当日の看護を担当します。

　肝生検後の訪室を例に、a. 患者のところに行く前の準備（ナースステーションで頭を整える）、b. 患者のところに行ったら（病室に入り患者に接するまで）、c. 患者に接したら、の3つの場面でツール（「知識カード」）の使い方を確認します。

　知識カードを順番に使いながら、頭を整え、患者のところに行ってパッと見判断と全体観察を行い、患者に接したら初期評価を行い、「変化がない」「変化の懸念がある」「変化がある」を判断し、判断に応じた行動や問題解決のプランを選択します。初期評価による判断と判断に応じたプランの選択は「患者安全信号機」※2 を用いて行います。選択した行動が終わればナースステーションに戻り、看護実践の一連の過程（思考と行動）を検証します（検証したサマリーが看護記録になります）。日勤が終われば仕事のでき具合を味わい次の改善のアクションプランを組み立てます（振り返り）。「できる」看護師はこのプロセス（①～⑭の知識カードを使いながら看護実践を行うこと）を習慣化しています。この章で読者は「できる」看護師の「急変させない患者観察テクニック」をコピーしながら（インストールしながら）看護実践の一連のプロセスを経験します。

※2　**患者安全信号機**：患者に接して初期評価を行い「変化がない」「変化の懸念がある」「変化がある」を判断したら、判断に応じてそれぞれプラン緑、プラン黄色、プラン赤を選択するルールを交通信号機に例えたもの。患者安全信号機を医療者が共有し、ルールを守ることで患者安全を担保することができる。詳細は第2章参照。

第5章　メンタル・シミュレーションで練習

　あなたはここまでに得た知識や経験を使って8合目に到達しました。これからこの登山のハイライトである8合目からのきつい登りに挑戦します。あなたには8合目までに達成した自信と使い慣れたツールがあります。信頼できるガイドも後ろから見守っています。それでは急斜面に挑戦しましょう。

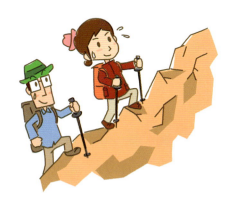

　ここでは第1～4章までに学んだ知識や問題解決の技能を応用して2人の患者に看護実践を行います。これまでくり返してきた、a. 患者のところに行く前の準備（ナースステーションで頭を整える）、b. 患者のところに行ったら（病室に入り患者に接するまで）、c. 患者に接したら、の3つの場面に沿って訪室します。患者に接したら患者安全信号機を使って患者の病状を判断し、判断に応じた看護実践を選択します。3つの場面（a. 頭を整える、b. 患者のところに行ったら、c. 患者に接したら）では必要な知識カードを参照してください。知識カードを使ってもわからないことがあれば第1～4章の内容を確認してください。メンタル・シミュレーションでは患者安全信号機を使って看護実践を選択することに加え、看護実践を検証し仕事を振り返るところまでを練習します。

第6章　卒業テスト

　胸突き八丁のきつい斜面を登っていると「○○山の山頂」と書いた道標を発見し、登山のゴールを達成したことを知ります。まずは頂点にたどり着いた成果を味わいましょう。

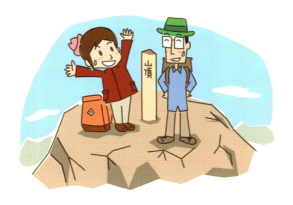

　第5章のメンタル・シミュレーションで自信がついたら第6章の卒業テストに挑戦します。練習と卒業テストの違いは、練習は手元にある知識カードを使って行いますが卒業テストは頭の中の知識カードを使って行うことにあります。

　山頂に到達したことを確かめたら頂上に至るまでの記憶をたどり、苦労したことなどを思い出したり、ゴールを達成した自分をほめて成功を味わいます。

　卒業テストに合格したら、苦労の末に理解できたことやできるようになったことなどを思い出し、学習の成果を味わいます。最初はできなかったことが、どのような学習を行うことでできるようになったのかを考え、「こんな勉強のしかたをすれば、できなかったことができるようになる」という自分の仮説を創り出します。次にできないことにぶつかったらこの仮説を用いて勉強の計画を立てます。その結果、できなかったことができるようになれば自分の勉強のしかたに自信をもつことができます。

第7章　卒業テストに合格した後の学習の指針

　頂上に達したら山頂からの景色を味わいます。味わいながらこれからの登山の計画を立てます。

　本書を使った学習を終えたあなたは、次は本書の内容を応用する課題に挑戦しようと考えます。将来的にはどんな状況でも患者を護り抜くことができる看護師になりたいので、少しずつ学習の難度を上げ自分の高度な問題解決技能（12の認知技能[3]、後述、を含む）、チームで協力し最高の結果を出す技能（リーダシップとチームワーク）、利用できるリソー

※3　**12の認知技能**：ロジャー・シャンクが提唱する12の高度な問題解決能力。概念化する技能、分析する技能、社会的な技能の3つのカテゴリーにそれぞれ4つのサブ技能が示されている。

	ゴール	学習目標
学習の系列 ↑	リーダーとして危機的状況の管理を行うことができる・振り返りでメンバーに改善の指針を与えることができる（crisis resource management、看護師の発達支援）	**患者安全TeamSim・ステップ4** 1）変化の情報から患者に何が起きたかを理解し危機的状況を管理できる 2）達成可能なベストなゴールを設定し蘇生のプロセスを管理できる 3）成果を上げるために必要な看護実践能力を同定できる 4）蘇生に参加したメンバーに改善の指針を示すことができる
	リーダーとして担当部署の患者安全を担保できる・「変化がある」患者にベストなチーム蘇生を実行できる（リーダーシップとチームワーク）	**患者安全TeamSim・ステップ3** 1）担当部署のすべての患者の変化と対応をリハーサルしプランを周知できる 2）「変化の懸念がある」患者の看護プランを更新し共有化できる 3）「変化がある」患者に事前に考えたプランを適用しチームで安定化が図れる 4）現場で二次救命処置を開始し専門チームに引き継ぎができる
	効果的に考え、効率的に行動し、効果的に連携し患者に安全と成果をもたらす看護ができる・振り返りができる（成果を振り返る技能、成果を上げる12の認知技能）	**患者安全TeamSim・ステップ2** 1）3つの観察（＊）の判断に応じた行動をリハーサルできる 2）変化の懸念があれば患者アセスメントを行いSBARで報告と対応の提案ができる 3）低酸素血症と酸素供給量減少の判断ができ初期対応ができる 4）多重課題に対応できる
	新人看護師がはじめての夜勤で患者安全を担保できる（急変や予期せぬ心停止の芽を摘み取る）	**患者安全TeamSim・ステップ1** 1）患者情報から病状を正しく認識し変化を予測できる 2）訪室したら「変化がない」「変化の懸念がある」「変化がある」を判断できる 3）「変化がない」なら患者安全信号機を使ってプラン緑を選択できる 4）「変化の懸念がある」「変化がある」なら上級者に報告できる

（＊）3つの観察：パッと見判断、全体観察、初期評価

図2 ● 本書を卒業後に行うシミュレーション学習（患者安全TeamSim）の内容（ステップ1、ステップ2、ステップ3、ステップ4）

スを使ってどんな難局でも乗り切れる技能（危機的状況管理技能、crisis resource management：CRM）を身に着ける計画を立てます。

　本書を使って頭の中に「急変させない患者観察テクニック」がインストールされたら（頭の中の看護実践の手順や知識カードを使って患者安全のための訪室の準備と実践の手続きを頭の中で描くことができるようになったら）、次はインストールされた知的技能を応用して実際に行動できるようになるためのトレーニングを行います。そこで第7章では、日本医療教授システム学会が主催する「患者安全TeamSim（チームシミュレーションの略）」というトレーニングコースの考え方に基づき、本書を卒業後、どのような学習をすれば効率的に成長していけるかについて示していきます。その学習プログラムの系列は図2の通りです。

　患者安全TeamSim（チームシミュレーションの略）・ステップ1で獲得する技能は次の4つになります。1）患者情報（カルテなど）から病状を正しく認識し入院中に起こりうる変化を予測できる、2）予測を念頭に患者を観察し「変化がない」「変化の懸念がある」

「変化がある」を判断できる、3)「変化がない」なら患者安全信号機を使ってプラン緑を選択し予定された看護を実行する、4)「変化の懸念がある」または「変化がある」と判断したらすぐに上級者に報告する、の4つです。これらの技能を模擬患者あるいはシミュレーターを使って学習します。これらの技能は、新人看護師としてはじめて夜勤にデビューする際の基本的な患者安全技能になります。

　患者安全TeamSim・ステップ2（ステップ1の完全習得が前提）で獲得する技能は次の4つになります。1) 患者情報からパッと見判断、全体観察、初期評価の判断と判断に応じた行動をリハーサルできる、2)「変化の懸念がある」と判断したら患者をアセスメントし状況をI-SBAR-Cを使って報告し対応の提案ができる、3) 低酸素血症と酸素供給量減少の判断と初期対応ができる、4) 多重課題に対応できる、になります。多重課題への対応技能はその部署によくあるケースへの対応技能（部署のルールを使う技能）、ステップ2の1)、2)、3) の技能を使って個々の患者の状況をみきわめる技能、そして多重課題の優先順位を決定する技能で構成されています。またこれらの技能の振り返りにより効果的に考える、効率的に行動する、効果的に連携する、看護実践で成果を達成するために必要な12の認知技能を習得します。

　患者安全TeamSimのステップ1とステップ2は看護師が自分の受けもち患者の安全を担保するための技能を習得することを目標にしています。一方、患者安全TeamSim・ステップ3（ステップ2の完全習得が前提）とステップ4（ステップ3の完全習得が前提）は担当する部署のリーダー・管理者が、その部署のすべての患者の安全を担保するための技能の習得（リーダーシップ、危機的状況のマネジメント能力など）を目標にしています。ステップ3では次の4つの技能を獲得します。1) 担当部署（病棟やシフトなど）のすべての患者の変化とその対応をリハーサルし対応プランをスタッフに周知できる、2)「変化の懸念がある」と報告を受けたらその患者の看護プランを更新しスタッフと共有できる、3)「変化がある」と報告を受けたら事前に用意したプランを適用しながらチームで患者の病状を安定化できる、4) 心停止の場合はチームで二次救命処置を実施し専門チームに引き継ぎができる、になります。

　患者安全TeamSim・ステップ4では次の4つの技能を獲得します。1) スタッフが変化への対応を行っている状況で患者に何が起きたのかをサッと理解し危機的状況を管理できる、2) その状況で達成可能なベストなゴールを設定し急変対応や蘇生のプロセスを設計し管理できる、3) チームとメンバーの能力と動作を診断しながら成果をあげるために必要な看護実践能力を同定する、4) 3) をもとに急変対応や蘇生に参加したメンバーに看護実践能力の改善に必要な指針を示すことができる、になります。

本書の使い方

2. 本書の構成と学びのデザイン（本書の役割）

本書の構成と学びのデザインにはインストラクショナル・デザイン[※1]を用いています。表1に本書が従来の教科書とどのように違うのかをまとめました。インストラクショナル・デザインの目的である効果的・効率的・魅力的な学びを達成できるように設計しています。本書を使って従来の教科書を読むだけの勉強とは異なる学習を経験してください。

表1 ● 本書の特長（インストラクショナル・デザインを用いた学びの設計と特長）

	本書の特長	従来の教科書
読者のアウトカム（何が身に付くか）	スクリプトとID式・知識カードを使ったメンタル・シミュレーション（説明、ID式・クイズ、解説、シナリオ演習をくり返す）で看護実践が頭の中で「できる」ようになる。	教科書の知識を読み暗記する。知識を「知っている」ようにはなるが、知識を使って考えたり行動できるようになるわけではない。
本書の構成（章・節・項）	看護実践能力を構成する知識、評価する技能、判断する技能、選択する技能ごとに合格条件を明示。学習の系列と学習で達成する目標を示した。	看護学の知識体系とカリキュラム・専門分野別の知識が網羅的に配列されている。知識をどのように組み合わせて応用すれば一連の看護実践になるのか明示されていない。
知識の説明	読者が患者を急変させない、あるいは患者が予期せぬ心停止に陥るプロセスを回避するために必須の知識について実践的に説明した。	看護学の知識が学問的に記載されている。知識をどのように使えば患者急変や予期せぬ心停止を回避できるかは読者が組み立てる必要がある。
知識の例示	知識を説明するだけでなく、知識の使い方の事例を示した。読者は事例を通して知識の使い方を理解し、知識を応用する準備を整える。	知識の概念的・学問的な説明が中心で、事例を使った知識の使い方のデモンストレーションはない。
ID式・知識カード（知識カード）	知識を使って問題解決を行うことを支援するインストラクショナル・デザインを用いて作成した14のツールが含まれている。	知識を説明する図表はあるが学習のゴール達成を支援するID式・知識カードの構成にはなっていない。
ID式・クイズ（クイズ）	例示で理解した知識を使う練習。インストラクショナル・デザインを用いて作成したクイズで知識の確認と使い方の練習を行う。	暗記ベースのクイズ（語呂合わせなど）が含まれている場合がある。
メンタル・シミュレーション	患者を受けもち患者のところに行って変化を評価し、状態に応じた対応を行うという看護実践を頭の中で練習する。一連の看護実践の検証と振り返りについてもメンタル・トレーニングを行う。	ごく簡単な例示はあってもメンタル・トレーニングや学習者の事例データベースを拡張するレベルではない。

ID式・クイズ：インストラクショナル・デザインを用いて作成したクイズ。新たに学習した知識を理解し応用力を獲得することが目的。

※1 インストラクショナル・デザイン：教授システム学ともいう。学習の効果・効率・魅力を向上するための考え方や方法を提供する。アメリカ心臓協会のBLS/ACLSコースやNAEMT（北米救命士協会）のAMLS/PHTLSなどはインストラクショナル・デザインを用いて開発されている。

1 何を学ぶのか

　本書は第1〜7章までの7つの章で構成されています。それぞれの章は **1.** からはじまる節、さらにそれぞれの節は 1 からはじまる項目で構成されています（章・節・項目）。章（例：第1章「急変させない患者観察テクニック」の背景となる基礎知識）、節（例：**1.** 患者急変はなぜ起こるのか）、項目（例： 1 患者の病状は変化する）ではまずはじめに、その章、その節、その項目を学ぶ内容と必要性について簡単に説明したり、何が患者安全の課題なのかを問いかけます。書かれた説明を読んで自分で「それは看護実践や患者安全にどのように関連するのか」を考えたり、問いかけに対し答えを考えることで自分の注意をこれから勉強することに集中すると同時に学習の目標を明確化します。

2 知識の説明とその使い方の例示

　勉強で何かを学ぶ目的は、これから学ぶ知識を使ってこれまではできなかった看護実践ができるようになったり、患者に最適なやりかたで看護を確実かつ安全に実践できるようになることです。

　看護業務は単純な作業ではありません。単純な作業であれば体で覚えた動作をくり返し実行することで作業の目的を達成できます。看護業務の主要な部分を占める看護の実践では、まず考える技能を使って看護業務の段取りをつける必要があります。その看護業務は何を目的に行うのか、どのような看護技術を使うのか、その看護技術ではどのような副作用や合併症があるのか、これらの有害事象を防止するためには何に気をつければよいのかを考え、その患者の安全と安楽を確保するための看護実践を頭のなかで組み立て、それがうまくいくかどうかを頭のなかでリハーサル（予習）します。これらが段取りの内容になります。段取りがついたら患者のところに行って看護を実践します。段取りがつかないまま患者のところに行って、あたかも作業を行うように手足を動かして看護技術を実行することは患者にとって安全な看護の実践とはいえません。

　看護業務を看護実践に変換するのが看護師の技能（態度技能、看護技術の知識、技術実践の手順と方法、問題解決技能など）です。看護業務では、1）まず看護業務に必要な

知識を記憶のなかから呼び出し、2）それらの知識を使って看護実践のリハーサルを行います。リハーサルがうまくいったら、3）患者のところに行って看護を確実・安全に実践します。看護実践では1）、2）、3）を習慣として実行する必要があります。よく練られた長期の鍛錬[※2]により1）、2）、3）を習慣化した看護師は、もはや1）と2）を意識することなく3）を実行しています。このレベルに成長した「できる」看護師[※3]は看護実践をあたかも単純な作業のように実行していますが、実践のどこかの時点で自分でも意識しないうちに1）と2）を瞬時に処理しています。1）、2）、3）の関係は、「できる」看護師に成長するためにはどんな学習をどの順番に行えばよいのかを示しています。「できる」看護師の技能である3）の前提は2）ができることで、2）の前提は1）の看護実践に必要な知識を記憶のなかから呼び出し与えられた状況のなかで知識を使う技能になります。==「できる」看護師に成長する基盤は1）の学習（覚える勉強ではなく知識を使う学習）を完全習得学習[※4]することで、本書ではこの知識を使う学習（理解し、記憶し、必要なときに記憶からとり出し、必要な場面で利用する）に重点を置いています==（**第1章、第2章**）。

本書における知識学習は①知識について説明する、②知識の使い方を例示する、③読者が知識の使い方を練習するの3つの段階で行います。①と②はセットで行いますが、③はクイズという形式で行います（次項で説明）。

※2 **Deliberate Practice, DP**：「よく練られた鍛錬」（集中的訓練）、10,000時間の法則と同義。「普通」から「特別」なプレイヤー（チェス、オリンピック選手など）に成長するためには、以下の特色を備えた学習・トレーニングが必要とされている。1）パフォーマンスを向上するように設計されている、2）できるようになるまでくり返し練習する、3）フィードバックが得られる、4）集中力を高めるための工夫がある、5）常に難しい問題に挑戦する、6）道のり自体が報酬になる。

※3 **「できる」看護師**：「看護業務基準」（日本看護協会、2016）に記載された看護実践の基準を習慣として行っている看護師。

※4 **完全習得学習**：学習内容を完全に習得するためには以下の条件が必要。1）その学習で達成されるべき目標群が明らか、2）すべての学習者が達成すべき最低到達基準（マスタリー基準）を定める、3）各目標のどれがすでに達成されどれが未達成であるかを明らかにし得る形成的テストを使用する、4）各目標が未達成である場合に与えるべき教材や治療的指導について準備し、形成的テストの結果により明らかになった各学習者の課題達成状況に応じてそれを与えること。

3　ID式・クイズ[※5]

　①知識についての説明と②知識の使い方の例示のあとは、③クイズに挑戦します。クイズでは具体的な患者の状況を情報として提示しますので、知識を使って患者の病状から変化を予測したり、観察したことから判断を導いたり、判断をもとにとるべき行動の選択を行います。これらの知識を使う技能は看護実践として患者安全を担保したり、緊急事態に対する効果的な対応を行う際に必要になります。

　前項で説明したように看護実践は、1）まず看護業務に必要な知識を記憶のなかから呼び出し、2）それらの知識を使って看護実践のリハーサルを行い、リハーサルがうまくいったら、3）患者のところに行って看護を確実・安全に実行するという系列で行います。知識クイズに挑戦することで1）の基盤が整い、2）の学習に挑戦する準備ができます。

4　何を学んだのか、それはどのような状況で応用できるのか

　1の何を学ぶのかという投げかけに対するまとめとして、4では何を学んだのか、それは看護実践においてどのように役に立つのかを説明します。まとめを読みながら、学んだのはどんな知識なのか、それはどんな場合に役に立つのか・どのように使うのか、例えばこういった状況でこのように使う、など2と3で学んだ記憶から呼び戻し再生してみます。こうすることで直近で学習したことを強化し、学んだことを記憶に残したり必要に応じて記憶から知識をとり出す方法を確認することができます。それができたら次の章・節・項の学習に進みます。

※5　**ID式・クイズ**：本書では、「クイズ」と略す。ID式はInstructional Designの考え方を用いたの意。「急変させない患者観察テクニック」に必要な言語情報としての知識、考えて問題解決を行う技能をクイズ形式で学習する方法をいう。

本書の使い方

3. 効果的な学び方（読者の役割）

　本書を使った学習の効果・効率は、**2.** で説明した本書が意図する教え方を読者が理解し、その意図に応じるやりかたで勉強したときに最大化します。**2.** で説明した ①何を学ぶのか、②知識の説明とその使い方の事例、③ID式・クイズ、④何を学んだのか、それはどのような状況で応用できるのかの4つの意図に応えるような学び方ができると、「なるほど」「わかった！」と使える知識と患者観察テクニックがおもしろいように身につきます。

1　何を学ぶのかを明確にする

　「何を学ぶのか」での読者の役割は、①自分の注意を学習に向ける、②学習の目標が明確にわかる、③前提事項を思い出すの3つです。

　わたしたちが勉強するとき、何が重要なのか（例：試験に出題される、患者観察に必要）がわかれば、そこに自分の注意を集中し講義で聴いた内容や本で読んだ文章や言葉が脳できちんと処理されます（集中していないと、聴いた内容は右の耳から入り脳で処理されずに左の耳から出ていき、どんな話だったかも覚えていないということが起きます）。

　勉強をはじめる前に学習の目標が明確にわかっていれば、目標の方向に注意を向け勉強を進めることができます。また学習が終わったとき、何ができるようになっていればよいのかをいつも意識していれば、何が大事で何が大事ではないのかを区別しながら学べるので学習の効果・効率が上がります。

　またこれから学ぶ新しい知識に関連して自分がすでに知っていること（前提事項）を思い出すことも、学習の効果・効率を向上します。新しい知識はすでに知っている知識に関連付けて理解したり覚えるのが最も効果的です（すでに知っている知識を上書きする・更新するイメージです）。そうすることで忘れにくくなり、実際に使う場面でも記憶のなかから引っ張り出しやすくなります。

2 知識の説明を読み、その使い方を理解する

　　1の段階を踏むことで新しい知識を学ぶ準備ができます。新しい知識を理解するときのコツは自分がすでに知っていることに関連付け、自分なりに新しい知識の意味を見出すことです。新しい知識の意味がわからないと（すでに知っている知識との関連付けができないと）、意味がわからないまま知識を丸暗記することになってしまいすぐに忘れてしまいます。

　　知識の使い方の例示では、すでに知っている知識ではできないことが新しい知識を使えばできることを確認し、すでに知っている知識ではなぜできないのか・新しい知識を使えばなぜできるのかの理由を考えます。

3 クイズに挑戦する

　　新しい知識の説明を読みその使い方の例示がわかったら、その知識が使えるようになったというわけではありません。知識を使って問題が解決できるようになったことを確かめるには、その知識を使う練習問題（本書ではクイズ）をやってみて知識を使って問題が解けたことを確認する必要があります。

　　読者は一人でクイズに挑戦します。そして、自分で自分のでき具合を確認し、できなければ説明と例示を読みなおします。クイズでは新しい知識を使って状況に対応すること（本書では観察の準備をする、観察する、判断する、行動を選択するなど）が問われます。

　　クイズを1題解いたら正解・不正解を確認し解説を読みます。正解して解説を読む場合は、自分の知識の使い方の妥当性を確認します。不正解で解説を読む場合は、自分の知識の使い方はどこが違ったのかを考え、次のクイズを解くときに注意することを確認します。知識の使い方を修正できたら次のクイズに挑戦します。

4 何を学んだのかを確認し、どのように役立てるかを考える

　クイズで練習と確認を終えたらテスト（**第6章** 卒業テスト）に挑戦します。練習とテストの違いは、練習には合格・不合格はないこととフィードバックを使った間違いの修正ができることで、テストでは合格する必要がありフィードバックがないということです。その他については練習もテストも全く同じです。

　本書で学ぶ、急変させない患者観察テクニックは、看護を実践する際に必要となる技能です。患者観察テクニックの知識を常に維持するためには、本書での学習を終えたあともときどき復習し、知識とその使い方と知識をとり出すきっかけを確認する必要があります。本書を卒業したあとに患者観察テクニックを復習する場合は、卒業テスト（**第6章**）で合格できるかできないかを確かめます。合格できれば復習は終わりです。合格できなかった場合はツールの使い方をメンタル・シミュレーションで確認します（**第5章**）。第4章のメンタル・シミュレーションは**第3章**で紹介したツール（知識カード）を使うと頭の作業が楽になります。

　看護学生なら病院実習に行くとき、看護師であれば新しい部署で勤務するときに**第3章**を含め本書を学び直すことを推奨します。自分の役割が変わったとき本書を読み直すことで新たな気づきがあったり、次の部署ではどうすればよいのかといった応用のしかたを発見することができるはずです。

5 チェックリスト

　表1（p26）のチェックリストには全体マップを章立てに従い学習の系列として示し、章を構成する節ごとに「□ 理解した」、節のなかの知識クイズで「□ 合格した」、最初の勉強では合格できなかった場合の「□ 再度挑戦」のチェックボックスを示しました。「□ 再度挑戦」の項目については「□ 合格した」にチェックが入るまで挑戦してください。

表1 ● チェックリスト

章	節	項	□理解した	□合格した	□再度挑戦
本書の使い方	1. 学習マップ		□		
	2. 本書の構成と学びのデザイン（本書の役割）		□		
	3. 効果的な学び方（読者の役割）		□		
第1章	1. 患者急変はなぜ起こるのか	Quiz①		□	□
		Quiz②		□	□
		Quiz③		□	□
		Quiz④		□	□
		Quiz⑤		□	□
		Quiz⑥		□	□
	2. 心停止マップと患者の変化	Quiz①		□	□
		Quiz②		□	□
		Quiz③		□	□
	3. 問題解決技能	Quiz①		□	□
	4. 急変させないためのトレーニング			□	□
第2章	1. 実際に患者さんを受けもって考える	Quiz①		□	□
		Quiz②		□	□
		Quiz③		□	□
		Quiz④		□	□
		Quiz⑤		□	□
		Quiz⑥		□	□
		Quiz⑦		□	□
		Quiz⑧		□	□
		Quiz⑨		□	□
		Quiz⑩		□	□

(表1の続き)

章	節	項	□理解した	□合格した	□再度挑戦
第3章	1. 「急変させない患者観察テクニック」というプログラム		□		
	2. 知識カードとその使い方	①看護実践スクリプトカード	□		
		②病状認識カード	□		
		③心停止マップカード	□		
		④低酸素血症・ショックカード	□		
		⑤リハーサルカード	□		
		⑥パッと見判断カード	□		
		⑦全体観察カード	□		
		⑧初期評価カード	□		
		⑨患者安全信号機カード	□		
		⑩プラン緑カード	□		
		⑪プラン黄色カード	□		
		⑫プラン赤カード	□		
		⑬看護実践検証カード	□		
		⑭振り返りカード	□		
第4章	1. 看護実践を実際に行う前に			□	□
	2. 学習の文脈			□	□
	3. 最初の訪室			□	□
	4. 2回目の訪室			□	□
第5章		1. 頭を整える		□	□
		2. 患者のところに行ったら		□	□
		3. 患者に接したら		□	□
第6章		1. 知識テスト		□	□
		2. 看護実践テスト		□	□
第7章	2. 卒業テストに合格した後の学習の指針	1. 患者安全TeamSim・ステップ1	□		
		2. 患者安全TeamSim・ステップ2	□		
		3. 患者安全TeamSim・ステップ3	□		
		4. 患者安全TeamSim・ステップ4	□		

本書の使い方

第1章
「急変させない患者観察テクニック」の背景となる知識

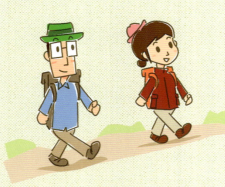

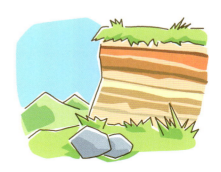

　この章では、急変させない患者観察テクニックの背景となる知識について学習します。これらの知識は安全で安心・信頼される看護実践の基盤になりますが、その知識構造はさまざまな領域の知識が折り重なったレイヤー構造（層構造）をとっています。ここでは、「できる」看護師の患者安全に関する知識を地層に例えて説明したいと思います。

　地層は火山活動による溶岩などの堆積岩が何層にも積み重なり形作られています。長い年月をかけて地層の上に地層が重なり、その結果、陸地が誕生し富士山のような広い裾野をもった高い山になります。「できる」看護師の患者安全の知識も基盤となる知識の上に経験から得た知識が重なり、次第に裾野が広がり知識量も深く（高く）なっていきます。

　この章で紹介する「できる」看護師の知識の構造は以下のようになっています。「できる」看護師の患者安全についての知識の基盤（地層の最初の層）は、学生時代に学習した看護の基礎となる科目になります。これらの基礎的なカリキュラムを通して人が恒常性（ホメオスタシス）を保つ生理学や神経・内分泌学的なシステムを理解し、疾病が起こる機序や患者の病状が変化する仕組みを知ることで患者の病状を正確に認識したりその変化の予測や対応のリハーサルの学習の前提ができます（本書のクイズでこれらの知識と技能を統合学習します）。

　次の層は「人は誰でも間違える」（米国医療の質委員会 医学研究所／著，2000）が提起した「人はなぜ間違えるのか？」（思い込みエラー）に関する知識と「予期せぬ心停止」が発生する機序の知識（心停止マップ）を使った、急変させない（心停止させない）看護実践を組み立てる知識（プランAとプランB、問題解決技能）になります。

第1章 「急変させない患者観察テクニック」の背景となる知識

1. 患者急変はなぜ起こるのか

　ここでは患者急変のメカニズムについて理解します。患者急変を予防したり効果的に対応できるようになるためには、患者急変がなぜ起こるのかについて理解するだけでなく、そのメカニズムについて説明できるようになる必要があります。それぞれの項では患者急変のメカニズムについての知識クイズがあります。知識クイズを使ってあなた自身が他のひとに患者急変はなぜ起こるのかについて説明できるようになってください。

1　患者の病状は変化する

　われわれの健康状態は常に変化しています。気分がいいときがあり、そうでないときがあります。ちょっとお腹が痛いなというときもありますが、すぐに治ることが多いので様子をみていると自然に治っていることに気がつきます。ジョギングしたあとは息が荒くなり心拍数が上がりますが、休憩をとることで自然に元の状態に復帰します。

　健康な状態では身体の臓器は生理的な機能を正常に営むことができます。生理的に正常な機能が保たれていれば、環境の変化（暑い、寒い、標高が高い山での低酸素）、運動などによる呼吸機能や循環機能への負荷（ジョギング、水泳、階段の昇降、犬の散歩）、あるいは一時的な食べものの偏り（漬物・醤油、ラーメン定食、ケーキバイキング、深酒）などにも身体の生理的機能がうまく対応し恒常性を保つように働くので変化・負荷・偏りがなくなれば正常に復帰します（復元力がある）。

　一方、臓器（大脳、肺、心臓、肝臓など）や機能（神経系、免疫系など）に慢性的な疾病がある状態、あるいは高齢に伴う臓器の機能が低下した状態では、健康な状態では期待できた負荷に対する恒常性の維持や復元力がうまく機能できなくなり病状の悪化が起こりやすくなります。例えば環境温が上昇すると体調を崩す（高齢者の熱中症）、生理的な負荷が加わると状態が悪化する（慢性心不全、慢性呼吸器疾患）、栄養の偏りが全身状態に影響を与える（高血圧、糖尿病、慢性腎疾患、慢性肝炎）などがあります。

　次はここで説明した知識に関するクイズです。健康なひと、疾病のあるひとの特性に

ついて確認してください。

> **Quiz①**
>
> 健康なひとについての以下の説明で<u>誤っている</u>のはどれか。
> Ⓐ呼吸や循環などの生理的な機能は正常に保たれている。
> Ⓑ生体の外の環境が変化しても生体の恒常性は維持される。
> Ⓒ生体に日常的な負荷が加わったときの変化は予測できる。
> Ⓓ生体に日常的な負荷が加わったとき予測できない変化が起こる。

Quiz①の解説

生理的な機能がうまく保たれている状態では、生体の外部環境が変化しても生体の内部環境は一定に保たれます。この現象や機能のことをホメオスタシス・恒常性といいます。健康なひとでは生理的な機能が正常なので内部環境は一定に保たれます。また健康なひとでは生理学の知識を用いることで、運動したときの呼吸や循環がどのように変化するかを予測することができます。一方、慢性的な疾病では臓器や機能の生理的な機能がおかされ、機能の障害に応じたさまざまな症状が現れます。生理学的にいえば、疾病のある人では身体に対する外部の負荷（塩分負荷、糖負荷、運動負荷など）に対して内部の環境（循環血液量、血糖値、心拍数、動脈血酸素飽和度など）を維持することが難しくなったり、負荷に対する正常な反応を予測することが難しくなります（図1）。

答え　Ⓓ

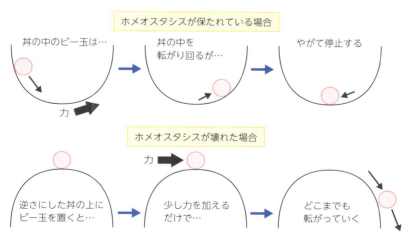

図1● ホメオスタシスを丼の中のビー玉に例えると

ホメオスタシスを丼の中のビー玉に例えた。ホメオスタシスが保たれている場合は、丼の中で転がしたビー玉はやがて丼の底で停止する（生体に侵襲が加わっても生体反応により安定化する）。一方、ホメオスタシスが壊れた場合は、丼を逆さまにしてビー玉を置いた場合と同じく、ビー玉に少しの力が加わっただけでビー玉は転がり落ち飛んでいってしまう。

Quiz ②

慢性的な疾病のあるひとについての以下の説明で誤っているのはどれか。

Ⓐ 健康なひとなら容易にできる運動でも慢性心不全では急性肺水腫をきたすことがある。

Ⓑ 生体に日常的な負荷が加わったときでも予測できない変化が起こることがある。

Ⓒ 高血圧では塩分を過剰摂取すると尿量が増加するという関係が成り立たない。

Ⓓ 体温、血圧、脈拍数、呼吸数の測定値だけで病状の変化の有無を判断することができる。

Quiz ②の解説

　慢性心不全の状態では健康であればできる日常的な運動もできなくなったり（自宅の階段を使って一階から二階に上がる途中で休憩が必要）、体調の変化をきっかけに急性肺水腫（急性心不全）を起こすことがあります。このように、慢性疾患の経過中にその疾患が急に悪化することがあり、そのことを慢性疾患の急性増悪といいます。例えば、慢性心不全があるひとが急性肺水腫を起こした状態を慢性心不全の急性増悪と呼びます。また、恒常性が保たれていると塩分を過剰摂取した場合に腎臓から余分なNaが水分と一緒に尿として排泄され、循環血液量を一定に保ちその結果血圧が維持されますが、高血圧ではこの関係（塩分の過剰な摂取に対応した尿量の増加）がうまく機能しなくなります。

　慢性疾患による生理的な機能の障害をモニタするにはどうすればよいのでしょうか。リスク管理への意識が高いことで知られる航空業界を例に考えてみます。旅客機の運行では飛び立つ前に旅客機に故障がなくすべての機能が正常であることを確認しています。フライトではパイロットの感覚的な認識に加え、たくさんの計器類を使って機体の状態をモニタしており、フライト中、たくさんの計器類のうち１つでも異常を示せば、すぐにその原因を探索しトラブルを解消することで安全なフライトを担保しています。それでは何らかの疾病があるひとの場合ではフライトと同じ環境を期待できるでしょうか。疾病により内部環境を一定に保つことが困難になっているひとの場合、たった４つの数値（体温、血圧、脈拍数、呼吸数）だけで複雑な内部環境の状態を知ることはきわめて困難です。疾病のあるひとの病状の変化を判断するには、バイタルサインの数値だけでなく旅客機のパイロットのように事前に機体の状況を知りフライトに関する情報（発着地と経路の気温、気圧、雪・雨、視界、着陸の予定時間、到着地の状況）を申し送り（ブリーフィング）で統合し起こりうる変化を予測し、さらにフライト中は感覚的な情報（視覚、聴覚、嗅覚、触覚・振動覚）を使って変化が起きていないかどうかを常に評価し計器類によるモニタを用い判断を補完しています。これを看護実践に置きかえると、疾病のあるひとの病状の変化を判断し、患者の安全を確保するためには、患者の病状を正しく認識したうえで変化を予測し、患者のところに行ったら数値を測定する前に感覚を

使って病状の変化を判断することが必要になります。バイタルサイン（生体のごく限られたモニタによる数値情報）の値の解釈と判断の前提は、病状の正確な認識と変化の予測を基盤とした感覚を用いた患者のいまの状態の観察、評価と判断になります。

答え　ⓓ

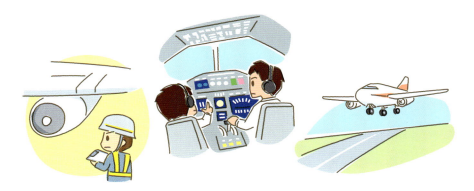

　身体的な疾病により患者の病状はさまざまに変化します。表1に看護実践において患者の安全を担保するために必要な患者の変化の原因をまとめました。

　急性疾患では最初は軽微な症状ではじまり、しだいに症状やサインが変化してきます（表1-①）。

表1 ● 患者の病状が変化する原因

	原因	事例
①	急性疾患で症状が変化する	急性虫垂炎は上腹部の不快感ではじまり、次第に右下腹部に痛みが限局する
②	慢性疾患で症状が急性増悪する	慢性心不全で急性肺水腫が起きる
③	疾病自体が進行する	慢性呼吸器疾患で在宅酸素療法が必要になる
④	疾病の合併症が起きる	糖尿病で心筋梗塞が起きる
⑤	すでにある疾病の影響で他の疾病の病状が変化する	糖尿病で心筋梗塞が起きても胸痛を訴えない
⑥	すでにある疾病とは別に新たな疾病が発症する	高血圧とは別に大腸がんを発症し下血が起きる
⑦	治療や検査の副作用が起きる	降圧薬によるめまいで転倒、造影剤によるアナフィラキシーショック
⑧	疾病が先に起きそれが原因になり外傷をきたす	車の運転中に脳卒中が発症し、交通事故を起こし外傷を受傷する
⑨	医療エラーが起きる	治療計画の誤り（薬剤選択の誤りなど）、患者取り違え、薬剤の誤投与
⑩	認知的・心的・精神的な原因による病状の変化	せん妄や徘徊、過換気症候群、心臓神経症
⑪	その他予測できなかった事態が発生する	調理をしていて熱傷を受傷する、たまたま段差につまづき転倒する
⑫	自然災害、テロ	地震、毒薬

慢性疾患では急性増悪（表1-②）をくり返しながら疾病の重症度が高まっていく（表1-③）のが普通です。

生活習慣病である高血圧や糖尿病では全身の動脈硬化がしだいに進行するので脳卒中、心筋梗塞や慢性腎不全などの急性・慢性の合併症をきたします（表1-④）。

心筋梗塞は胸痛をきたす疾患ですが、糖尿病では末梢神経障害のため痛みを感じにくくなるので心筋梗塞を起こしても胸痛を訴えないことがあります（表1-⑤）。

高血圧で循環器内科にかかりつけの患者の死亡原因で最も多い疾患は心筋梗塞ではなくがん（悪性新生物）です。循環器内科の患者だから心筋梗塞だろうと考えるのは思い込みエラーの典型ですが、このような思い込みはどの慢性疾患・診療科でも起こります。慢性疾患のある患者の病状が変化したとき、その疾病とは別に新たな疾病を発症していること、特にがんを疑うこと（表1-⑥）は診断ミスをなくすためにも重要です。

病状の変化が処方された薬剤の副作用によることが、特に多剤が処方されている高齢者では稀ではありません。治療や検査のために静脈から薬剤を投与する際には直後の変化、アレルギー反応やアナフィラキシー症状の発現に注意する習慣を身につける必要があります（表1-⑦）。

病棟内で患者が転倒した場合、何らかの身体的な疾病が先に発症し、そのために立っていられなくなって転倒した可能性があります。このように疾病が先に発症しその結果、外傷を受傷することは特に高齢者では稀ではありません（疾病先行の外傷といいます）（表1-⑧）。

医師も看護師も間違いをおかすことから免れることはできません（「人は誰でも間違える」[※1]）。医師も治療計画・指示を誤ることがあるので看護師は治療計画や指示された医療行為の論理的根拠を確認する必要があります[※2]。医師が指示した医療行為を行う看護師もエラーから免れることはできません。患者取り違えや薬剤の誤投与はその代表的なエラーで（表1-⑨）、患者や病状に変化があるときその可能性を想起するためには表1の全項目を頭の中に入れておく必要があります。

患者の訴えが身体的な疾病ではなく、認知的（認知症の周辺症状であるせん妄など）・心的反応（不安からの動悸など）・精神的な原因（喉のつかえ、胸の圧迫感など）によることがあります（表1-⑩）。ただし、病状の変化を最初から認知的・心的・精神的な原因

※1　**人は誰でも間違える**：「To err is human」の翻訳で2000年に発刊された。医療過誤による年間の死亡者はエイズ死や交通事故死よりも多いというIOM（Institute of Medicine）の報告書の翻訳。ミスを犯した個人を責めるよりミスを犯さないシステムづくりの重要性を説き、具体的提言が行われている。医療者育成における高機能シミュレーターを用いた訓練の必要性に言及している。

※2　「看護業務基準」日本看護協会、2016年。

で説明しようと試みることは患者にとって危険です。せん妄は低酸素血症や低血糖でも起こります。動悸では循環器疾患の評価を行うことが基本です。胸の圧迫感ではまず心筋梗塞を疑いルールアウトするのが鉄則です。病状に変化があったときはまず身体的な原因、それも潜在的に心停止に至る疾病を疑い臨床推論を行います。身体的な原因と致死的な疾病がルールアウトできてはじめて次に、認知的・心的・精神的な原因を考えます。

表1の①〜⑩の原因は患者の病状が変化したときにルーチンにチェックする原因のリストとして利用してください。表1-⑪は疾病にかかわらず発生する事態で、表1-⑫は、例えば同じような消化器症状を呈する患者が多数発生した際には事件やテロを考えるという原則になります。

Quiz③

表1の①〜⑫の原因のうちあなたがすでに知っていた（経験がある）のはどれですか？

Quiz④

表1の①〜⑫の原因のうちあなたが知らなかった（経験がない）のはどれですか？

Quiz③④の解説

看護実践の経験が豊富な読者はクイズ3で①〜⑫の多くの項目を列挙できたのではないでしょうか。また看護学生や新人看護師の読者はクイズ4で多くの項目を列挙したのではないでしょうか。

看護師は①〜⑫の変化の原因を、事例を経験したり、事例の報告を聴いたり読んだりすることで学習していきます。学習の成果として①〜⑫が記憶され（例：ファイルをハードディスクに保存する）、患者の病状に変化があると判断したとき表1の項目を記憶のなかからとり出し（例：ハードディスクから必要なファイルを選んで読み込む）、表1を使って変化の原因をスクリーニングしていきます（例：読み込んだファイルを使って作業を行う）。表1の知識を使って病状の変化の原因を考えるたびに原因にひもづけされた事例は増加し（表1の内容が更新される）、知識の有用性が高まっていきます。経験豊かな看護師はこの作業（記憶した知識を読み込む、新たな事例を経験することで得た知識を付け加える、古い知識を更新した知識で上書きする）をくり返しながら、経験を知識に転換し知識の容量と有用性を拡張してきています。

本書では知識について説明するだけでなく事例を示したりクイズを多用することで知識の定着を図ります。また、メンタル・シミュレーションという方法で、新たに獲得し

た知識を使って患者の病状の変化を判断したり判断に応じた対応を選択する技能を学習します。読者はメンタル・シミュレーションで事例を経験することで、「急変させない患者観察テクニック」の応用範囲を拡張していきます。

2 ひとの脳（認知※3）は思い込みをする癖がある

　　入院患者が急変し予期せぬ心停止に陥ることがあります。「予期せぬ心停止」とは入院目的が看取り以外の疾病の検査・治療にかかわる心停止を総称するもので、医療者・家族全員が無事に退院すると考えていたにもかかわらず入院中に心停止に陥る事態をいいます。「予期せぬ心停止」に陥った事例を後ろ向きに検討すると次のような事実があることがわかっています。すなわち、

1) 予期せぬ心停止が発生する6～8時間前には呼吸の異常や循環の異常などの前兆がある
2) 看護師は前兆に気づいておりそれを看護記録に記載している
3) しかし看護記録に記載する以上の行動（変化があるので詳細な評価を行い原因を検索するなど）は選択されていない
4) 報告を受けても医師による対応が行われていないことが多い、などです。

　　「予期せぬ心停止」が発生する経過を図2に示しました。
　　1)と2)の事実を実際の時間軸でならべ、ストーリーとして展開すると次のようになります。

　　これまで特に変化がなく安定していた患者Aを訪室した看護師Bは患者Aを観察し、「いままでとは少し違う」「呼吸数がやや増加している」あるいは「少しつらそうだ」などの印象（図2の「最初の変化」）をもち、それを看護記録に記載します（「呼吸苦あり」など）。看護師Bは勤務を終え帰宅し、翌朝出勤します。出勤するやいなや看護師Bは患者Aが心停止を起こし蘇生できずに死亡したことを知ります。出勤してきた看護師はみな驚いています。看護師Bは、「自分が訪室したときにはそんなに変わった様子ではなかったのに」「小さな変化はあったがそれが心停止につながるとは考えもしなかった」「なぜ心停止になったのだろう…」と思います。看護師Bより先輩の看護師Cは、「昨日、Aさんをみた

※3 **認知（コグニティブ）**：感覚器をもちいて外界を理解し、その理解に応じて行動を決定するひとの脳の機能。看護実践では患者を視覚・聴覚・嗅覚・触覚を使って観察し、見て取った情報、聴いて取った情報、触って取った情報から患者がどのような状態にあるのかを判断し、その判断に応じた行動（患者への働きかけ）を選択する脳の働きのこと。

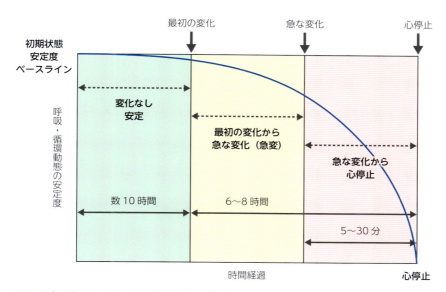

図2 ●「予期せぬ心停止」が発生するプロセス
変化：看護師が観察できる変化のこと

とき何か変だと思った」「あのとき心停止になるかもしれないという予感がした」「でも本当にAさんが心停止になるとは思わなかった」と言っています。

このようなストーリーはくり返し起こっているのではないでしょうか。このようなストーリーの再発を食い止めるにはどうしたらよいのでしょうか。考えるヒントは2）と3）にありますが、ここではまず人間の認知の癖について考えたいと思います。そこでまず1）と2）の事実から、看護師が患者のところで呼吸の変化や循環の変化を感じとったときの心理状態について考えてみましょう。

A. 心理状態

予期せぬ心停止に陥った患者は看取りを前提に入院してきたわけではないので、入院してきたときはだれも心停止を予測していなかったはずです。看護師も患者とその家族も「多分、元気になって退院するだろう」と思っていますし、看護師は「入院中に心停止になるわけがない」あるいは「自分のシフト中に急変が起こったりまさか心停止になることはない」といった希望的な観測をもっているのではないでしょうか。

人間は昨日と同じように今日もそして明後日も同じ日が続くという信念をもって生活しています（昨日も普通に過ごせたので、今日も普通に過ごせるだろう、そして明後日も普通に過ごせるだろう）。看護学生であれば、昨日も学校に行っていつものように過ごしたことを根拠に、朝起きたとき「今日も昨日のくり返しだ」と考えるでしょう。患者の妻は、

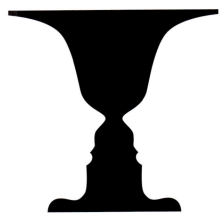

図3 ●「思い込み」の実験

「お父さんは昨日も安定していたので今日も安定しているだろう」と思い、さらに「無事に退院できるだろう」と考えるでしょう。看護師は「今日のシフトで受けもつ患者さんは昨日は安定していた」ので、「多分、今日も安定しているだろう」そして「自分の勤務も無事に終わるだろう」と考えるでしょう。

図2の「予期せぬ心停止」が発生するプロセスにおける看護師の心理状態を推論してみましょう。入院時の患者の状態が安定（呼吸と循環状態がその患者なりに良い状態にあり悪化のサインはない）していると、患者の家族も看護師も「明日も患者の状態は安定しているだろう」と希望的に観測したり偏った思い込み（バイアス、錯覚）をもってしまいます。ひとは希望的な観測をしがちですがそれは脳の癖のようなもので、特に注意をはらわずに生活している日常ではよく経験することです。しかしこの脳の癖は医療の安全性、患者の安全にかかわる大きな問題です。希望的な観測をもった脳の知覚機能は「患者の状態は安定している」と思い込みます。「思い込む」ということは次のようなことです。

図3を見てください（「ルビンの壺」[※4]）。この図をパッと見たときそこに何が見えますか？（何を見てとりますか？）「壺」が見える人もいれば、「向き合った2人の人」が見える人もいると思います。「壺」が見えたひとは頭を切り替えて向き合った2人の人を見てください。「向き合った2人のひと」が見えたひとは頭を切り替えて壺を見てください。最初に壺が見えたひとは、頭を切り替えて向き合った2人のひとがみえたとき、もはや壺は見えないことを確かめましょう（2人の顔の間に黒い空間は見えますが、それを壺と認識

※4　**ルビンの壺**：認知心理学では視覚についても研究されてきた。ルビンはその著書である『視覚的図形』のなかで、一方が図としてその形が知覚されると、残りは図とは知覚されないということを「ルビンの壺」を例に説明した。

しようとすると向き合った2人のひとは消えてしまいます・慣れてくると頭を切り替える速度もスピードアップしてきます）。

わたしたちの脳（認知）には見たいものを見る（希望的に観測する）という癖があります。これから訪室する患者の状態は安定していると思えば、患者の状態は安定して見えます。しかし、「できる」看護師が観察すれば患者の状態には変化があり不安定になっていると見えるでしょう。さらにひとの認知の限界として「壺」と「向き合った2人のひと」を同時に見ることはできないということがあります。

3 思い込みに気づかずに観察すると変化を見逃す

ひとは思い込みをしやすい存在です。そして誰もが間違える存在です。この2つの特性は人の特徴ともいえ、「予期せぬ心停止」の検討では、何か変だと気づいていてもその意味（6〜8時間後の心停止につながる）が理解できずに具体的な問題解決の行動につながっていない原因になっています。

事例で考えてみましょう。肝硬変・肝がんの患者が肝切除術を受けました。あなたは集中治療室で働いており、手術室からの申し送りで、予定手術が行われたこと、止血操作のため手術時間が伸びたこと、輸血を行ったこと、麻酔から覚醒時のバイタルサインや尿量などは安定していたことを告げられたとします。予定通りの手術が行われ、バイタルサインや尿量が安定していたことに焦点を当てると、この患者の手術は予定通りで全身状態は安定していると認知することができます。

集中治療室に入室時、意識清明、血圧130/85mmHg、心拍数90回/分、SpO_2 100％（酸素投与4L/分）、腹部ドレーンからの排液なし。患者は麻酔・手術の影響で疲れた感じで顔色は術前より良くない、呼吸の様子は正常。

手術室から帰室して1時間後、受けもちの新人看護師が観察したことを頭の中で評価していきます。「名前を呼ぶとすぐに目を開けてこちらの方を見て、なに？とこちらに問いかける表情をしている」ことから「意識の変化はなく、周囲への関心も保たれているので意識の変容はない」と評価、「顔色は先ほどと変わりはない」ことと「血圧は128/90mmHgを保っている」ことから血圧は安定しているだろうと評価、「心拍数は104回/分、SpO_2は99％」で心拍数も安定していてSpO_2も問題なしと評価、患者はややハァーハァーという呼吸をしており「呼吸は少し早いような気がする」と感じますが「SpO_2も安定し

表2● 出血性ショックの重症度分類と出血量、症状と所見

	クラス I	クラス II	クラス III	クラス IV
推定出血量 (mL)	750 mL 未満	750〜1,500 mL	1,500〜2,000 mL	2,000 mL 以上
推定出血量 (%)	15%未満	15〜30%	30〜40%	40%以上
収縮期血圧	正常 (不変)	正常 (不変)	低下	低下
心拍数 (回/分)	100回/分未満	100〜120回/分	120〜140回/分	140回/分以上
症状・所見	意識清明、症状・所見はなく軽度の不安を呈する	意識清明、頻脈、顔面蒼白、冷汗など	意識あり、呼吸促迫、乏尿など	意識障害から意識なし、無尿
よくある誤りのパターン	小さな変化（ショックの前兆）があっても「多分大丈夫だろう」と考え異常を見逃す	「ショック?」と思っても意識が清明で血圧が保たれているのでショックを否定する	この段階（大きな変化）になって気がつきパニックに陥る	決断の時期と対応の手際が悪く蘇生が遅れ心停止に至る
「できる」看護師の判断	出血を予測しているので小さな変化を発見し効果的に対応する	ショックの定義を用いて「ショック」と判断し行動する	心停止を回避する処置を行いながら止血操作の準備を開始する	チーム蘇生をリードする・緊急止血術の準備を開始する

ている」ことを理由に呼吸運動にも変化はないと評価します。そして最後にこれらの評価をまとめ、患者の全身状態に変化はなく安定していると総括します。

　同じ状況で「できる」看護師はどのように考えどのように行動するでしょうか。「できる」看護師はまず患者の病状を認識し、起こるかもしれない変化を予測し、変化を早期発見するための観察のプランを立て患者のところに行きます。「この患者は肝硬変があり術後出血を起こしやすい」ので「術後の観察ではショックの早期の症状やサインを見逃さないようにしよう」、「術中止血に難渋し輸血もしているのでまだ止血されていない可能性もある」、「帰室時は安定していたようだが、患者の内部では外から見えない腹腔内出血が続いているかもしれない」、「そういうつもりで患者を観察しよう」と考えます。そして患者のところに行きます。患者が視界に入るとすぐに息が少し速いことに気づきます。顔面蒼白なく、冷や汗は見えませんパルスオキシメーターを使ってモニタしているSpO$_2$の値は99％で大きな変化ありませんが、同じ画面の心拍数の値は104回/分に増え、拡張期血圧は90 mmHgに上昇しています。患者に接近し声をかけると返事がかえってきます。意識の変容はありません。呼吸数はやや増加していることを感じながら患者の橈骨動脈を触れようと皮膚を触れるとやや冷たいような気がします。腹腔内出血を疑いドレーンを観察すると出血はありません。ドレーン先端が血の塊で詰まると、腹腔内出血はドレーンの観察に反映されないことを思い出し、ドレーンから出血がなくても腹腔内出血の可能性を除外（ルールアウト）[※5]しません。

※5　**除外する（ルールアウトする）**：臨床推論のプロセスで、ある「事実」を根拠に、それまで可能性があると考えていたある診断や病態を否定し、推論の対象から除外することをいう。

表3● 新人看護師と「できる」看護師の「急変させない患者観察テクニック」の違い

	新人看護師・プランA	「できる」看護師・プランB
患者の病状の認識と変化の予測	〈予定手術でバイタルサインは安定〉だから〈全身状態は安定している〉だから〈術後は変化はなく安定している〉と考える。	〈止血操作で手術時間延長〉しかも〈輸血〉が行われ、術後出血によるショックが予測される。
訪室する前に頭をどのように整えたか（頭の整え方）	心停止を想定し逆算でショックの早期の症状を想定するのではなく、「患者は安定している」だろうという頭のまま患者を観察。	出血性ショックの知識（表2）を使って出血量に伴う症状の変化のうち、最も早期の症状（クラスⅠ）があると仮説し頭を整える。
頭の準備の結果患者のところに行って見えたものと患者の状態の判断	「患者は安定している」という頭で患者を観察し、「患者の状態は安定している」と判断した。	「患者はクラスⅠの出血性ショックの状態」という頭で患者を観察し、出血性ショックの前兆だと判断した。
「予期せぬ心停止」との関連	予期せぬ心停止が発生する6〜8時間前の呼吸や循環の異常などの前兆を見逃し急変につながる。	出血性ショックから逆算し最初の症状・サインの有無を観察し、ショックの前駆状態（クラスⅠ）を報告し急変を防止した。
思い込みを起こしやすい脳の使い方	脳の癖（思い込みをしやすい）を認識したりその対抗手段をとらずに、患者の状態は安定しているだろうという思い込みで患者を観察した。	脳の癖を認識しその対抗手段として最悪の事態が起こると仮定し、その場合の症状・サインを事前に思い浮かべ患者を観察した。

　「できる」看護師は患者の状態を次のように判断します。「患者の術前の病状、予測される変化と術中の出来事（止血に難渋、輸血を施行）を前提に考え、いま観察し評価したことから患者はクラスⅠ（表2）の出血がある状態にあると判断しました。ショック（顔面蒼白、冷汗、皮膚冷感があればショックと判断します）には至っていないので出血を確認し止血操作を実施する時間は残されています。まず医師に報告します。「○○さんが出血性ショックの前兆（クラスⅠ）を示しています。術後は安定していましたが1時間後の訪室で呼吸数の増加と脈拍数の増加があり皮膚の冷感があるようです。意識は清明で血圧は128/90 mmHg、心拍数は104回/分、呼吸数は20回/分、SpO_2は酸素4L投与で99％です。患者の詳しい評価をお願いします」。

　同じ事例でも新人看護師と「できる」看護師では、患者の観察と評価、評価とそのまとめとしての判断、そして判断に応じた次の行動の選択のしかたが違います。その結果、前者では患者の安全が危ぶまれることになるかもしれませんし、後者では患者の安全は担保されると推測できます。この違い（患者にとって術後を安全に経過できるかどうか）はどこからくるのでしょうか？ 2 で述べた人の脳は思い込みをしやすい癖があることとどのような関連があるのでしょうか？ また「できる」看護師はどのような考え方の工夫をすることで新人看護師とは異なる判断と行動ができたのでしょうか？

　表3に新人看護師と「できる」看護師の「急変させない患者観察テクニック」の違いについてまとめました。以下、この表から急変させない患者観察テクニックの要素についてまとめます。

A.「ルビンの壺」とプランA・プランB

　　新人看護師は自分がひとの脳の癖である「思い込み」の罠にはまっていることを意識できません（プランA[※6]の思考）。「できる」看護師はひとは思い込みの罠にはまると、見えていることも見えなくなることを経験を通して学習しています。新人看護師は「患者は安定しているだろう」という希望的観測で患者を観察する傾向がありますが、「できる」看護師はその真逆にある「患者に最悪の事態が起きたら」という現実的かつ患者にとって安全な視点に自分をおき患者を観察することを習慣づけています（プランB[※6]の思考）。

新人看護師と「できる」看護師の違い

❶ 看護学生・新人看護師は希望的観測で看護実践を計画する傾向がある。
❷ 希望的観測に基づいて看護実践の計画（「プランA」）を立てると患者安全が担保できない。
❸ 「できる」看護師は「プランA」ではなく最悪の事態に備えた「プランB」を使っている。

「できる」看護師の習慣

❶ 訪室前に最悪の事態を想定し看護実践の計画（「プランB」）を組み立てる。
❷ 訪室したらまず「プランB」を使って観察すべき項目を観察し変化の有無を判断する。
❸ 患者の病状に変化がないと判断したら予定通りの看護実践を行う。

B. プランBの組み立て方

　　患者安全を担保するためには想像力を使って最悪の事態を想定し、その事態に対応するプランBを患者ごとに組み立てる技能が必要になります。プランBは次の5つのステップで組み立てます。

1) 患者のカルテや申し送りの内容などから最悪の事態につながる情報を選び出す
2) 選び出した情報を根拠に最悪の事態につながる原因（肺炎、出血など）を想定する
3) もし患者が2）で考えた原因により心停止に陥るとすればどのような経過になるかを推測する（結末から逆向きに考える）

※6　**プランAとプランB**：本書ではこれ以降、このように希望的観測に基づき立てられた看護実践計画を「プランA」と定義します。これとは逆に、最悪の事態とその対処法まで想定して立てられた看護実践計画を「プランB」と定義します。

4) 3）で考えた経過で最も早い時期の変化（視覚・聴覚・触覚を使って感覚的に判断できる変化のことでバイタルサインの変化は含まない）をイメージする（患者にはどのような変化が起こるのかを映像化する）
5) イメージを頭に焼き付け訪室したらすぐにとり出せるように準備しておく

Quiz⑤

看護師の心理状態と思考技能について誤っているのはどれか。

Ⓐ 申し送りで「昨日は安定していた」という情報を聴くと「今日も安定しているだろう」と考えてしまう傾向がある。

Ⓑ 「たぶん安定しているだろう」と考えて訪室しても、患者の変化に気づくことはできる。

Ⓒ 「たぶん安定しているだろう」と考えて訪室しても、患者の変化に気づき、さらに変化が急変の前兆であると判断することができる。

Ⓓ 患者の最悪の結末から逆算し早期にあらわれる変化を頭に入れておけば、患者に変化があるときその変化を意味づけすることができる。

Quiz⑤の解説

ひとは見た情報や聞いた情報から希望的観測（どうせたいしたことはないだろう、多分大丈夫だろう、今日も無事だろう）をしやすい癖をもっています。看護師が病棟の申し送りで、ある患者が昨日は安定していたと聴くと、その患者は今日も安定しているだろうという希望的観測をもってしまう傾向があります。この傾向は新人看護師や職場での経験が豊富でない場合には特に起こりやすくなります。「たぶん安定しているだろう」と考えて訪室したときでも患者に変化があれば「何か変だな」と気づくことはできます（予期せぬ心停止の分析でも、心停止の6～8時間前の最初の変化には気づいています）。しかしその変化が患者急変の前兆かもしれないと考えるなど、気づきを患者安全の視点で意味づけることはできません。気づいたことを意味づけするには、患者のところに行くまでに変化の意味が頭の中に生成されて、その意味が情報としていつでも使える状態になっている必要があります（観察したことを意味づけ、意味から判断を生成する前提）。変化に気づくことと、変化を意味づけることが同時に起きるようになるためには、頭の準備→観察→評価→判断の思考回路を学習し、トレーニングにより情報処理のスピードアップをはかる必要があります。変化に気づき、変化を急変や心停止の前兆と判断するには準備が必要になります（点滴の準備としてプライミングを行いますが患者観察においても頭のプライミングが必要です）。すなわち、患者を観察し変化に気づいたとき、それが急変や心停止の前兆であると判断するためには訪室前に頭を整えておく必要があります。変化に気づいたときその意味を解釈し心停止につながる急変の前兆をあらかじめ頭に想定しておくことがプランBを組み立てる方法になります。プランBは方法として

まず患者に起こりうる最悪の結末を設定し、次に結末から逆算して症状・サインの変化を推測します。頭の中にプランBをもって患者を訪室するときは、予測した変化があればそれは急変や心停止の前兆だという観察と判断のセットが頭の中に入っているので、変化に気づいたらその意味付けと判断に結びつきます。

正解　Ⓒ

Quiz⑥

患者安全につながる看護師の態度で正しいのはどれか。
Ⓐ看護業務は忙しいので患者ごとに急変や心停止の可能性を考える暇はない。
Ⓑ患者のカルテを見て急変につながりそうな情報を探し出すのは面倒なので実施していない。
Ⓒ受けもちの患者は安定し変化も起きずに退院していくのでプランBを練習する機会はない。
Ⓓ1日に一人患者を決めプランBを組み立てて患者を訪室し変化がないことを言語化する練習をしている。

Quiz⑥の解説

　安定した患者を対象としても「急変させない患者観察テクニック」のすべてのプロセスをトレーニングすることが可能です。一般病棟では安定している患者がほとんどなので、次に述べる方法は看護学生の病院実習や新人看護研修などでも使えるトレーニング方法（指導法）になります。

1) 本書で独習する（あるいは勉強会・輪読会を開催する）。
2) 病院実習や院内研修ではまず患者を特定しカルテや申し送りの内容からプランBを組み立てる。
3) プランBの妥当性を説明する（必要に応じてフィードバックする）。
4) 患者のところに行き患者を観察する。
5) 時間をおいて再度患者のところに行き2度目の観察を行い変化の有無を判断する。
6) 観察したことと判断の根拠を言語化する（論理的思考を評価し必要に応じてフィードバックする）。
7) 次の患者を対象に同じ手順でトレーニングを続ける。

　これらによって自分自身でトレーニングを計画し実行することが可能になり、設問のⒹが可能になります〔deliberate practice（p.20）になる〕。

正解　Ⓓ

患者急変はなぜ起こるのか

- 患者の病状に変化が起きてほしくないと思うのは希望的観測といえます。しかし患者は常に変化する存在であり変化が起きるのが普通です。
- 人には希望的に観測（望ましい結果を根拠なく期待する・思い込み）する癖があり、それが患者安全を損なう原因の1つになっています。
- 思い込みをなくすことはできないので、思い込みに対してバランスをとるためにはプランBを組み立てます（希望的観測に基づくプランAに対して）。
- プランBは「もしこの患者が最悪の経過をたどり心停止に至るとしたら」と考え最悪の結果から逆算して組み立てます。
- プランBを組み立てるには心停止マップ（第1章-2参照）の知識が必要になります。

第1章 「急変させない患者観察テクニック」の背景となる知識

2. 心停止マップと患者の変化

　ここではプランBを組み立てるときに必要となる知識、心停止マップと迅速対応について説明します。

　疾病にはたくさんの種類がありますが、最近では一人でいくつもの疾患をもった患者が増えてきました。高齢の患者は複数の疾病をもっている方が普通にさえなっています。疾病の種類や患者の性別・年齢にかかわらず、ひとが心停止に至る経路は大きく分けて次のように分けることができます。すなわち

1) 心室細動が起き数秒で心停止（症状としての心停止、突然の卒倒）に至る
2) 完全窒息を起こし数分で心停止に至る
3) 肺炎が重症化し低酸素血症で心停止に至る
4) 下血が持続し循環血液量減少性のショックで心停止に至る（ショック[※1]による心停止）

　の4つの経路です。入院患者では市民に比べ1)の頻度は少ないことがわかっています。また、入院患者では2)は食事中に起きたり自分の分泌物を吐き出すことができず起こることがあります。そして、入院患者の急変による心停止の多くは、3) 低酸素血症による心停止と、4) ショックによる心停止と考えてよいでしょう。

　意識障害では舌根沈下による気道の閉塞から換気障害を起こし低酸素血症をきたしますが、気道の確保と酸素投与を行うことで心停止への進展を食い止めることができます。気管挿管とレスピレータを用いた陽圧換気を行っている患者が心停止に至る原因では、気管チューブの位置異常や閉塞による低酸素血症または緊張性気胸による閉塞性ショックからの心停止のいずれかを考えます。高齢者の誤嚥性肺炎では細菌性肺炎を合併すると進行性の低酸素血症をきたし心停止の原因になります。

　入院患者の予期せぬ心停止を回避したり急変させない患者観察テクニックの学習では、入院患者が心停止に至る経路についての知識が必要になります。以下、心停止に至る経路をまとめた図を心停止マップと呼びその使い方について説明します。

※1　ショック：ショックは循環血液量減少性ショック（出血性ショック）、心原性ショック（心筋梗塞で心臓の収縮能が低下するなど）、閉塞性ショック（緊張性気胸、心タンポナーデ）、血液分布異常性ショック（アナフィラキシーショック、敗血症性ショック）の4つに分類される。

1 心停止マップ

図1に心停止マップを示しました。心室細動が発生し心臓のポンプ機能が停止しても脳内の血液に含まれているブドウ糖を使って、数秒のあいだは脳と筋肉が機能し姿勢を保つことができますが、中枢神経が数秒でブドウ糖を使い果たすと、脳も筋肉も機能が停止します。この状態を心停止といいます。突然卒倒し呼びかけに反応がない、体動や呼吸がみられない、脈を触れないの3つがそろえば心停止と判断し、心停止の初動（応援要請、119番通報、AEDの手配、CPR開始）を開始します。

異物による上気道の完全閉塞（窒息）が起きると肺での酸素の取り込みと二酸化炭素の排出ができなくなります。数分間は血液中にある酸素を使って中枢神経や心臓が機能しますが、利用できる酸素がなくなるとまず中枢神経の機能が停止し意識がなくなり、続いて心臓の収縮が停止します（心臓の刺激伝導系はまだ機能しているので心電図では何らかの電気活動が観察されますが、やがて刺激伝導系も停止し心静止に陥ります）。

心室細動による心停止であれば心停止に気づいて蘇生（BLS、ICLS、ACLS）を開始して社会復帰が期待できます。一方、完全窒息の場合は心停止になる前にハイムリック法などにより異物除去と窒息の解除に成功することが最善の策になります（心停止後に蘇生を開始することは次善の策）。

入院患者に起こる予期せぬ心停止（低酸素血症による心停止とショックによる心停止）

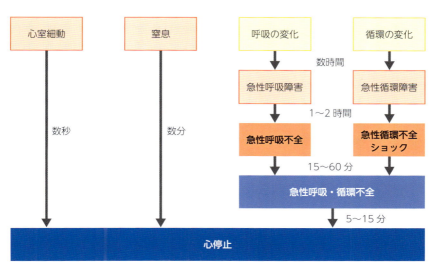

図1 ● 心停止マップ

は、心室細動による心停止や窒息による心停止とは別のカテゴリーの心停止と考えた方が
よいでしょう。低酸素血症による心停止やショックによる心停止はそれぞれ呼吸の異常や
循環の異常が起きてから心停止に至るまで6〜8時間の経過がありますが、心室細動や窒
息ではわずか数秒から数分で心停止に至るので同じ考え方では対応できません。

　本書では図1の心停止の4つの原因のうち低酸素血症による心停止とショックによる
心停止をとり上げ、急変による予期せぬ心停止を回避するための患者観察のポイントにつ
いて説明します。

Quiz①

心停止マップ（図1）の説明で誤っているのはどれか。

Ⓐ 脳卒中や呼吸器疾患の看護では呼吸の変化からはじまる心停止マップを想定
する。

Ⓑ 慢性心不全や心筋梗塞の看護では循環の変化からはじまる心停止マップを想
定する。

Ⓒ 心停止マップを使うと変化の大きさから心停止に陥るまでの時間の推定ができ
る。

Ⓓ 心停止マップは脳卒中、呼吸器疾患と循環器疾患には有用であるが外傷には使
えない。

Quiz①の解説

　心停止マップは内科疾患（呼吸器内科、循環器内科、腎臓内科、消化器内科、神経内
科、糖尿病・内分泌内科など）だけでなく外傷にも応用できる便利なツールです。心停
止に陥るまでの時間を推定できるので、3）の呼吸や4）の循環の変化の大きさを判断す
ることで心停止までの残り時間が推定できます。

　外傷性ショック＋肺挫傷では、呼吸の変化と循環の変化の両方からはじまる心停止へ
の経路を考えます。肝性昏睡（意識障害）では呼吸の変化にはじまる呼吸原性心停止を
考え、肝硬変では吐血からの循環の変化にはじまる（ショックによる）心停止を考えま
す。

正解　Ⓓ

> **まとめ** 心停止マップ

- 入院患者の予期せぬ心停止を回避する第一歩は患者に心停止マップを適用し、「もしこの患者が心停止になるとしたら」と考え低酸素血症による心停止あるいはショックによる心停止のどちらの可能性が高いかを推測することにあります。
- 心停止から逆算し、最初にあらわれる呼吸の変化または最初にあらわれる循環の変化をリストアップします。
- 患者のところに行くたびにリストアップした呼吸の変化または循環の変化を観察し、変化がない・変化の懸念がある・変化があるを判断します。
- 上記の思考プロセスと観察を習慣化することが患者安全の基本になります。

2 観察できない変化と観察できる変化

　入院中に予期せぬ心停止に陥った患者の経過について再び考えてみましょう。入院してきたときは、まさかこの患者が心停止に陥るとは本人や家族をはじめ医師も看護師も考えていません。しかし患者の病状により、体に加わった侵襲に対し健康なら起きないような反応が起きてしまい、それが大きな体内の変化をまねくことは患者の特性（**第1章-1　患者急変はなぜ起こるのかを参照**）から理解することができます。

　この患者の体内で起きた変化は通常、患者の外から観察することはできません。低酸素血症により細胞が好気的な代謝ができずに傷ついていく様子や、高血糖のため細胞が脱水に陥っていく様子は体外から観察することはできません。感染巣で増殖する細菌に体内の白血球やリンパ球がサイトカインを放出し、サイトカインが中枢神経、骨髄や血管に作用しはじめていることも体外から観察することはできません。このような病態（病気が起きるしくみ、説明、機序）は数時間、数日あるいはもっと長いあいだ体の中で持続し、患者の体内の変化が蓄積され十分大きくなったときにはじめて症状やサインとして患者が自覚したり患者の体の外から観察できる変化としてあらわれます（イラストに示した家の中のボヤと外にいるひとの関係と似ています）。

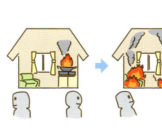
外からは家の中の火事は見えない

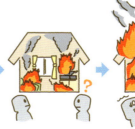
ボヤ？

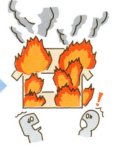
大きい火事になってはじめて気づく

疾病はまず体内で、体の外からは観察できない変化として発生し進行していきます。変化はしだいに体内に蓄積され、あるとき症状やサインという芽を出しはじめて外から観察できる変化になります。最初の変化の原因となる体内での病的なプロセス（病態）は、そのときに適切な治療や対応が行われなければますます加速され、やがて体外から観察される急な変化を起こし最悪の結末である心停止につながります。

　疾病の治療や検査を目的に入院した患者に対してプランBを立案するとき、この患者に起こりうる、外からは観察できない内部の変化が低酸素血症やショックにつながる病態、についてイメージすることが重要になります。

Quiz②

慢性呼吸器疾患の急性増悪の説明で誤っているのはどれか。

Ⓐ慢性的な低酸素血症が肺炎などを合併することでしだいに増悪し急性の症状を訴えた状態をいう。

Ⓑ急性増悪する数日前から咳の変化、痰が増える、痰の色が黄色になる、熱が出るなどの変化がみられる。

Ⓒいつもの息切れ、呼吸困難がひどくなり救急外来を訪れたときには顔色が悪い、表情が苦しそう、誰かに支えられないと立てない・歩けない、呼吸が荒くなるなどの変化が観察できる。

Ⓓ救急外来で問診するとつい先程まで顔色や表情、姿勢や息のしかたはいつもと変わらなかったことが聴取できる。

Quiz②の解説

　慢性呼吸器疾患では肺の器質的な変化（肺気腫など）のため慢性的な低酸素血症を呈します。少し動くと息切れや動悸が起きるため日常生活が制限されます。体が酸素を必要とする体動に対して酸素供給量を増加する予備力が低下しています。風邪が引き金になり症状が急に悪化したり、肺炎を合併し低酸素血症がさらに悪化することはよく経験します。

　Ⓐは慢性呼吸器疾患の急性増悪の説明になります。Ⓑは慢性呼吸器疾患に肺炎を合併し急性増悪をきたすよくある経過の1つです。Ⓒのように慢性呼吸器疾患で急に低酸素血症が悪化すると（この状態を急性増悪という）患者の印象も変化します。患者を見た印象をもつには、

- 目を開けているか
- 視線はしっかりしているか
- 顔色はどうか
- 表情はあるか・それはどんな表情か
- 背を伸ばして座っているか・自分でしっかり起立しているかなどの姿勢の様子

● 息づかいの様子（静かな息をしている、肩で息をしている、息が速いなど）

の6つの項目を観察します。<mark>意識のある患者の開眼の状態、視線、顔色、表情、姿勢、呼吸のしかたを観察することを本書では全体観察</mark>※2と呼びます。慢性呼吸器疾患の急性増悪の際の全体観察の変化はⒸのようになんとか目は開けていますが視線・目の表情はつらそうで、顔色も悪く、眉間にしわを寄せたり表情も苦しそうになります。座っているのがやっとで（仰臥すると低酸素血症がさらに悪化する）病院に行くには誰かに支えてもらう必要があります。慢性呼吸器疾患の急性増悪では、急に悪くなる数日前から体調の不調を訴えたり家族がなんとなく様子が変だ（全体観察の変化）と気がついているいるので、丁寧に問診することで急性増悪に先行して顔色が冴えなかったり、表情が暗くなったり、グッタリしていることが多くなったり、息が速くなったりしていたことが明らかになります。

正解　Ⓓ

観察できない変化と観察できる変化

- 疾病の合併症や病状の増悪はまず患者の体の中で起こります。
- 体の中の変化が蓄積してくるとやがて患者の外から観察できる変化が起きます。
- それが予期せぬ心停止の最初の変化になることがあります（第1章-1 図2）。
- 最初の変化は患者の全体観察の変化として認識することができます。
- 最初の変化は小さくても体内で起きている変化は小さくありません。
- 最初の変化に気づいたら患者に何が起きているのかをアセスメントし必要な対応をとります。
- 最初の変化への対応を放置すると患者の変化はさらに増悪し急な変化に進展（第1章-1 図2）します。

※2　**全体観察**：患者全体が見える距離（患者から数メートル離れて）で行う観察で、開眼、視線、顔色、表情、姿勢と呼吸の6つの項目を観察し変化の予備判断を行う（後述）。

3 変化の大きさ

　患者を観察し患者の病状に「変化がある」と宣言するためには、「今の状態」を「変化する前の状態・過去の状態」と比較して、今の状態が前の状態と違うことを感じとる技能が必要になります。ある夫婦の関係性の変化を例にあげると、結婚したころ（過去）に比べ最近（いま）は会話も減って二人で出かけることも少なくなったことを根拠に、二人の関係に「変化がある」と考えたり判断することがあります。あるいは朝は晴れていたのにハイキングの途中で雨が降ったとき、天候が「急に変化した」と表現します。このように変化がある・変化がないというためには過去の状態を参照し、今の状態が違うことを感じとって説明する必要があります。患者の病状の変化についても同じです。

　第1章-1 図2の「予期せぬ心停止」が発生するプロセスには本節図1の心停止マップの時間の要素が反映されています（例：呼吸の異常があれば数時間で急性呼吸障害になり、放置すれば1～2時間で急性呼吸不全に進展し、さらに15～60分で急性呼吸・循環不全に至り短時間で心停止に陥る）。変化は、「変化がある」「変化がない」という2つの状態だけでなく、第1章-1 図2の心停止の曲線にあるように平坦から曲線に移る緩やかなカーブなのか、緩やかな傾斜から曲線のカーブが急峻になるのか、そして最後は曲線というより真っ逆さまに落ちるような感じになるのかによっても分類することができます。本節図2には第1章-1 図2の心停止カーブ（「予期せぬ心停止」が発生するプロセス）の平坦な部分を含め最初の変化を示す緩やかなカーブ、急変を示す急峻なカーブ、そして心停止直前の墜落に近いカーブにそれぞれカーブの傾き（曲線の変化率）を示す4つの「矢印」を示しました。

　図2の4つの矢印（カーブの傾き）とカーブの関係をジェットコースターに例えて説明します。ジェットコースターに乗ると最初はカタカタとコースの最頂部まで上がっていきます。最頂部にくるとその瞬間はジェットコースターは平坦になります。この状態が図2の変化がない状態で変化率はゼロになります（矢印は水平で傾きはゼロ）。最頂点に達したジェットコースターは惰性で少し走ると下降（落下）をはじめます。下降がはじまるとフワッと少し浮いた感じ（負の加速度を感じる）がしますが、この感じが図2の最初の変化（とその矢印）に相当します。いままで水平だった向きが下降に変化するので、水平だった矢印はやや右下がりの矢印に変化します（図2の最初の変化）。いったん下降をはじめたジェットコースターは落下スピードをぐんぐん増していきます。落下スピードが増した状態が図2の急な変化とその矢印（右下がりの傾きが増している）に相当します。ジェット

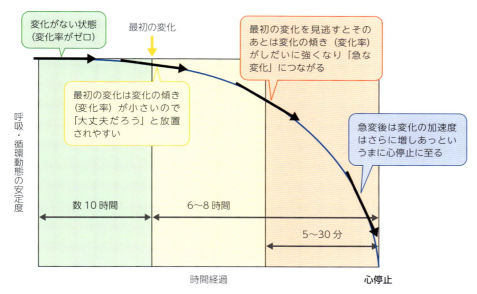

図2 ● 変化の大きさをカーブの傾き（変化率）で理解する

　コースターではこの時点を過ぎさらに落下スピードが増すと興奮から恐怖心に変化してきます。図2でいえば心停止に向かってほぼ墜落に等しい右下がりの傾きの矢印に相当します。
　患者の病状とその変化には次の5つの状態があります。いつもと変わらない状態（変化前の状態）、最初に変化した状態（最初の変化）、変化が加速し急な変化になった状態（急な変化）、さらに変化が加速し心停止直近の状態（心停止直前）、心停止（心機能停止状態）になった状態の5つです。表1に5つの状態における患者の全身観察（開眼、視線、顔色、表情、姿勢、呼吸の視覚による観察）とその所見の変化、呼吸の状態とその変化、循環の状態とその変化をまとめました。

表1 ● 5つの状態における全身観察、呼吸の変化、循環の変化

	全体観察とその変化	呼吸の変化	循環の変化
いつもの様子（変化前）	例：訪室するといつも目を開いていてこちらの方に視線を向ける。顔色は良く表情も豊かで微笑んでくれる。ベッド上できちんと座位を保ち、呼吸は安静。	変化なし（その患者が安定した状態での呼吸が呼吸の変化の評価基準）。	変化なし（その患者が安定した状態での循環のサインが循環の変化の評価基準）。
最初の変化	例：目を開いてこちらを向いている。顔色は変わらないが表情はやや暗い感じ。今日は臥床している。呼吸による布団の上下の頻度・回数がいつもより速い感じ。	呼吸回数のわずかな増加、軽度の努力様呼吸があるかもしれない。	表情には漠然とした不安などがあり、顔色や皮膚温は血管収縮の程度によりさまざま。
急な変化	例：目を開き天井を見ている。顔色は悪く表情は不安が強く苦しそう。居ても立ってもいられない感じで座っていて、肩を使った呼吸をしている。	前の段階からさらに悪化し、低酸素血症による呼吸苦が観察される。	顔面蒼白、冷汗、皮膚冷感が出現する。筋緊張が低下しぐったりしたり失禁する。
心停止直前	目を閉じてくる、刺激で開眼・視線は虚ろ、顔色悪い、表情はなくなっていく、ぐったりしてくる、死戦期呼吸に変化してくる。	低酸素血症が進行し意識は低下し、死戦期呼吸に変化してくる。	末梢低酸素が進行しぐったりし反応がなくなる。
心停止	目を閉じている・刺激でも開眼なし（反応がない）、表情がない、体動がない・ぐったり、正常の呼吸運動がない。	いびき、口ぱく運動、普段の呼吸の動きはない。	唇や指末梢のチアノーゼ、掌は土色・鉄色になり脈は触れない。

Quiz ③

心停止マップと患者の変化について正しいのはどれか。
Ⓐ予期せぬ心停止は患者の病状の急な変化からはじまる。
Ⓑ予期せぬ心停止は患者の病状の小さな変化からはじまる。
Ⓒ変化を宣言するためには患者のいつもの様子を参照する必要がある。
Ⓓ患者急変対応のしかたを覚えれば急変に先行する最初の変化に対応できる。

Quiz③の解説

　第1章-1 図2と本節図1に示した呼吸の変化や循環の変化が観察される前から患者の内部では重大な変化が起きています。そしてその変化がある一定のレベルを超えると患者の病状はいつもの様子から最初の変化を起こします（表1）。いつもは訪室するとベッドのうえに座って本を読んでいてもすぐにこちらに顔を向けニコニコと微笑んでくれる患者が、今訪室してみるとぐったりとした感じで横になり顔を向けるのもやっとという感じでこちらに顔を向けその表情からの辛さが伝わってくるようなら、体のなかで何か重大なことが起きていると考えます（プランBによる思考）。希望的観測（プランA）で患者を観察するとちょっとした変化だから気にしなくてよいと考えてしまうかもしれない変化も、プランBで観察すると心停止につながる最初の変化として評価することができる場合があります。

患者の病状に変化があると宣言する場合（例：ナースステーションに戻って「変化があります」とリーダーに報告する・ただ変化がありそうだなと思うだけではなく「変化がある」と判断し伝えることを決心する気持ちが必要）、まず2つの時点（過去と今）で観察した事実を比較し今の観察の結果が過去の観察の結果と異なることを根拠に「変化がある」と判断する必要があります。「変化がある」と判断できたからといって、自分の判断をリーダーに対して言葉で伝えることができるとは限りません。判断に自信がなかったり伝えることを躊躇したりすることがあります。

　病棟で「患者が急変したから手伝って」といわれたときに役に立つのが患者急変対応のしかた（手技や手順など）です。患者急変対応の手伝いができることと、患者の病状の変化に最初に気づきその変化に対応する技能（アセスメントを行い病状を判断し、その場で行う処置を選択し実行する技能）は違う種類の技能になります。急変対応の手技や手順は患者にかかわらず基本的に同じ手技（酸素投与、モニタ装着、静脈路確保など）で同じ手順（応援を要請する、救急カート・モニタ・除細動器を手配するなど）になります（いわゆるアルゴリズム）。一方、患者の病状の最初の変化に気づくには患者ごとに病状を認識し、患者ごとに変化を予測する必要があります。またその患者に最初の変化があると判断し対応するとき、その判断や対応のしかたはその患者ごとに考えて行う必要があります。

正解　ⒷとⒸ

心停止マップと患者の変化

- 希望的観測だけで患者を観察すると患者の最初の変化が認識できなくなります。
- 「変化がある」と判断するためには「いつもの状態」と「いまの状態」を比較し「状態が違う」と宣言できるだけの根拠が必要になります。
- 開眼、視線、顔色、表情、姿勢、呼吸は観察（全体観察）が容易で変化を判断するために用いられています。
- 患者の病状とその変化には、変化が起こる前（変化がない）、小さな変化（最初の変化）がある、急な変化（大きな変化）がある、心停止直前の変化と心停止の5つがあります。
- 5つの状態に対応した全体観察の所見、呼吸の変化、循環の変化を表1にまとめました。

第1章 「急変させない患者観察テクニック」の背景となる知識

3. 問題解決技能

　「予期せぬ心停止」に陥った事例は後ろ向き研究※1から、1）予期せぬ心停止が発生する6～8時間前には呼吸の異常や循環の異常などの前兆がある（**第1章-1 図2**）、2）看護師は前兆に気づいておりそれを看護記録に記載している、3）しかし看護記録に記載する以上の行動（変化があるので詳細な評価を行い原因を検索するなど）は選択されていない、4）報告を受けても医師による対応が行われないことが多い、ことがわかっています。

　1）と2）の事実から看護師は患者の病状の最初の変化に気づいていることが伺えますが、その先の対応は十分ではありません。看護師として療養の世話のために患者のところに行ったとき、あるいは医師の指示のもとに医療行為を行ったあと患者のところに行ったとき、患者の全体観察を行い何らかの変化に気づいたらあなたはどのように行動しますか？「こういうとき」は「こうする」というルールはありますか？ そもそも「こういうとき」とはどのようなときでしょうか、そして「こういうとき」はどうやって判断すればよいのでしょうか。そして「こういうとき」は「こうする」というルールの妥当性はどうやって確保すればよいのでしょうか。看護師はこれらの質問に専門的な知識と論理的な思考を使って説明することが求められています。本書ではこれらの質問に対し説明を与えたり答える技能を問題解決技能と呼ぶことにします（**図1**）。

　「急変させない患者観察テクニック」では観察したことを評価し、さらに評価から判断を導き、そして判断に基づいて患者の問題を解決するルールややり方を選択する3つの段階を問題解決技能※2と定義しています（**図1**）。問題解決は頭を使って頭の内側で行う作業になります。目の前にいる患者（自分の頭から見れば外側）を観察し、問題解決の方法を選択するまでは頭の中で行う問題解決技能になります。頭を使って問題解決の方法を選択したら、その後は体と手を使って患者に問題解決の方法を運動技能（運動神経と筋肉を使う技能）として実行します。

　以下、患者の病状がこれまでとは少し違うと気づいたときの看護職に求められる問題

※1　Schein RM, et al : Clinical antecedents to in-hospital cardiopulmonary arrest. Chest, 98 : 1388-1392, 1990
※2　**問題解決技能**：ガニェは学習成果として獲得される技能を5つに分類（言語情報、知的技能、態度、運動技能、メタ認知技能）した。知的技能はその1つ。知的技能は4つのサブカテゴリーに分類されその最上位の技能を問題解決技能という。

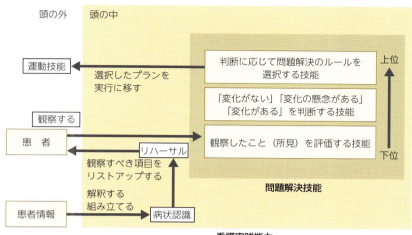

図1 ● 問題解決技能と運動技能

解決技能を問題解決の手順に沿って説明します。

1 まず問題として認識する

　全体観察を行い患者の病状がこれまでとは少し違う（以前の全体観察の所見と今の所見を比べて何か変）と感じたらプランBを使って、「この小さな変化は患者の内部で起きている重大な変化を意味しているかもしれない」と考え、「患者の問題（何らかの方法で解決する必要がある）」として認識します。希望的観測に基づくプランAを使うと「これまで安定し変化はなかったので多分大丈夫だろう」という根拠のない思い込みに陥ります（救急患者やその家族が陥りやすいパターン）。専門知識をもち患者に安全で、安心・信頼される看護を提供する看護師はプランBを使って患者の全体観察で感じとった「何か変」を解決すべき問題として認識します。患者の病状の小さな変化は問題として認識されない限りそれが解決されることはなく、結果的にプランAの経過をたどり最悪の場合は予期せぬ心停止につながります。

2 次になぜそうなったのかストーリーを組み立てる

　プランBのもとでストーリーを組み立てる目的は、1)「なぜそうなったのか」という質問に対し「…だから…になった」という原因と結果の関係を推理したり説明することと、2)「この最初の変化はこれからどんな変化につながりどのような結末をもたらすのか」という質問に対し予測や見込みを立てることにあります。

　ストーリーには唯一の正解はなくさまざまなストーリーを考えることができますが、そのなかから最も妥当でその説明を聞いた関係者が「なるほど、そういうストーリーはあり得る」と納得できるストーリーに絞り込んでいきます（この過程を臨床推論という）。ストーリーは医療者が納得できる妥当性があれば十分で、必ずしも真実（true）である必要はありません（というより医療では結局、真実はわからないことがほとんどです）。ストーリーを組み立てるにはそのための材料（情報）が必要になります。患者のカルテには情報があふれています。直近の申し送りの内容にもたくさんの情報が含まれています。妥当性が高くほかの看護師や医師、患者の家族が「そうだったのかもしれない」と納得できるストーリーを組み立てるには情報に重み付けを行い（第1章-1 表1の患者の病状が変化する原因をチェックリストとして用いるなど）、情報の山から重要な情報を選択する技能（教科書の知識だけではなく患者に起きたストーリーを知っている、以前に見たり聞いたりした記憶のなかから似たようなストーリーを探し出すなど）が必要になります。ストーリーを組み立てるコツは、とりあえずのストーリーをすばやく組み立てる、組み立てたストーリーの妥当性を検証しストーリーに根拠が十分でないと判断したらそのストーリーを棄却する、そして別のストーリーをすばやく組み立てそのストーリーの妥当性を検証する、というサイクルを回し続けストーリーの妥当性を高めていきます。

　組み立てたストーリーの検証は、問診、フィジカルアセスメント、バイタルサインの測定と簡単な検査（SpO_2値、血糖値など）を用いて行います（詳細な評価）。この際の詳細な評価のポイントは、

1) 問診により情報が増えるたびに変化の原因の仮説を更新する
2) その仮説の妥当性をフィジカルアセスメントで検証する
3) バイタルサインや簡単な検査の整合性を検証する
4) 仮説の妥当性を判断する〔妥当性が低いと感じれば1) を行う〕

　　ことで、このサイクルをくるくると回していきます。

3 そのストーリーのもとでどうすればよいのか解決策を組み立てる

　自分自身が納得できるストーリー（患者の全体観察でなぜ自分は「何か変」だと感じたのか、患者の病状と変化の予測から「何か変」を説明できるのか、患者に起きた最初のこの変化は今後どのような結末に至るおそれがあるのかなど）を考えたら次はそのストーリーのもとで患者のこれ以上の変化を食い止める方法を考えます。

　解決策は、1）患者のアセスメントと起きてしまった変化への対応と2）これから起きるかもしれない変化を防止する対応に分けて考えればよいでしょう。1）の処置や対応で変化が収束する方向に向かえば、2で変化の仮説として考えた原因の妥当性は高まります。

　2）の解決策の1つとして、経過観察があります。いつもの様子とは違う感じがするが本当に変化があるのかどうかはっきりしない、という場合がありますが、本書ではこの感じを「変化の懸念がある」と表現します。変化の懸念がある場合、「もう少し様子を見よう」という判断が行われることが多いと考えられますが、次にいつ観察し変化を判断するかを決めなければ問題解決にはなりません。「変化の懸念がある」と判断したら、「次は15分後に全体観察を行いその時点で変化を判断する」という具合に次の具体的な行動プランを立てます。15分後に全体観察を行うと普段の様子に復帰しているかもしれません（その場合には変化なしと判断する）。あるいは15分後には全体観察で変化がより明らかになるかもしれません（その場合は問題解決を行う）。

　看護実践としての問題解決に加え、医的な判断や医療行為が必要な場合は医師に援助を要請します。

Quiz ①

問題解決技能で正しいのはどれか。

Ⓐ 新人看護師は「こういうとき」は「こうする」というパターンを暗記しておけば患者の問題解決はできる。

Ⓑ 患者の問題解決法にはアルゴリズムなどの正しい方法がありそれを当てはめれば問題を解決することができる。

Ⓒ 患者ごとに問題を特定する技能や問題が起きた経緯を推理したり説明する技能が必要になる。

Ⓓ 問題解決の方法はアルゴリズム、専門知識や過去の経験を使って患者ごとに組み立てたり考える必要がある。

Quiz ①の解説

　経験のある「できる」看護師は「こういうとき」は「こうする」というパターンをたくさんもっていて状況に応じてパターンを使い分けています。これらのパターンは知識として記憶され必要に応じてとり出され利用されます。これらのパターンは看護実践での失敗と、その失敗から教訓を抽出し看護実践に活用し、さらに看護実践で失敗を重ね教訓に磨きをかけてはじめて獲得されます。獲得された知識は、状況に遭遇するたびにいちいち論理的に思考しなくてもさっと使えるようにパターン化されています。このパターンだけを切りとって暗記しても患者の問題解決がうまくできるとは限りません。問題解決の基本的な考え方（ 1 ～ 3 の論理を使う）ができるようになることが「できる」問題解決者になる王道で、そのためには問題に遭遇するたびに論理的に考える練習を何度もくり返すとよいでしょう。アルゴリズムやプロトコールはあらかじめ決められた具体的な細かい手順という意味で用いられ、例えば心停止のアルゴリズム、心室細動のアルゴリズム、がん化学療法のプロトコールなどがあります。アルゴリズムやプロトコールはある患者群に適用される一律の処方箋のようなもので、患者ごとの特性は考慮されていません。患者は一人ひとり固有な特性をもっているので、問題解決の方法も一律の処方ではなく個々に処方する必要があります。また患者の問題はその原因が単純ではないので1つのアルゴリズムで対応できる場合は少なく、複数のアルゴリズムを組み合わせるなどの患者ごとの調整が必要になってきます。

正解　ⒸとⒹ

問題解決技能

- 問題解決技能は患者ごとに1）問題を設定する、2）なぜそうなったのか原因の仮説形成とこれからどうなるかの結末の予想を立てる、3）原因への対策と予測される結末を回避するための対応を行うことをいう。
- 問題解決の方法は患者ごとに組み立てる必要があり、適用できるアルゴリズムやプロトコールはすべて利用する。
- 問題解決を論理的に行う経験を積み重ねることで熟練した問題解決者に成長していくが、単に問題の解決法を覚えるだけでは（過去問には強くなるが）新しい問題が解決できるようになることは難しい。
- 問題解決の熟達者である「できる」看護師は「こういうとき」は「こうすればよい」と直感的に問題解決を行うが、その知識は長年の経験と失敗からの学習によって支えられている。

第1章 「急変させない患者観察テクニック」の背景となる知識

4. 急変させないためのトレーニング

　　第1章-2 図2の予期せぬ心停止にいたるプロセスの5つの状態、1）変化がない、2）最初の変化がある・変化の懸念がある、3）急な変化がある、4）心停止直前の急激な変化、5）心停止、は連続して変化する状態です。この曲線は**第1章-2 図1**の心停止マップを反映しています。

　　看護師はその実践のなかで常に患者を観察し患者ごとに5つの状態のうちその患者はどこにいるのかを判断し次の行動を選択し実行しています。患者の状態に変化がなければ予定された看護を実践します（**図1**の緑）。小さな変化があると判断すれば問題の設定と問題解決行動（患者アセスメント、問題解決の選択、選択したプランの実行）を起こします（**図1**の黄色）。急な変化があると判断すれば病院・病棟ごとに策定された急変対応プランを実行します（**図1**の赤）。すでに心停止直前の状態で一刻の猶予もできないと判断すれば

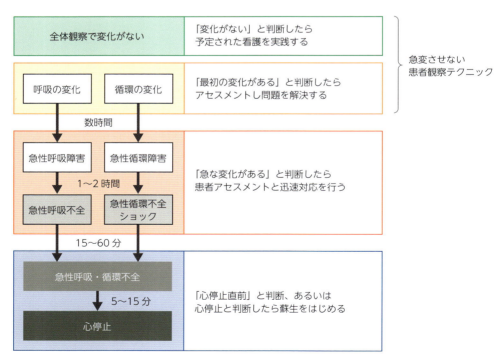

図1 ● 変化がない、最初の変化、急な変化、危機的な変化、心停止とそれぞれの対応策

そこにある資器材・人材を効果的に利用し危機への対応を行います。心停止と判断すれば一次救命処置に続いて二次救命処置を行います（**図1**の青）。5つの状態を判断するための患者観察のしかたは**第1章-2 表1**にまとめました。

　本書のタイトルにもなっている「急変させない患者観察テクニック」は**図1**の緑と黄色のプランを選択し実行する技能になります。そして急変させない患者観察テクニックは以下の4つの技能で組み立てられています。すなわち、1）患者のところに行く前に患者の病状を正確に認識し変化を予測する（ナースステーションで頭を整える）、2）患者のところに行ったらパッと見判断と全体観察を行い、3）患者に接したら初期評価で「変化がない」「変化の懸念がある」「変化がある」を判断し判断に応じたプランを選択する、そして4）選択したプランを実行するの4つです。

　第2章ではこれら4つの技能のうち1）、2）と3）に焦点をあて観察に必要な知識について説明します。第3章では知識の使い方とシミュレーションや看護実践で使えるツールを紹介します。第4章と第5章では知識とツールを使ってメンタル・シミュレーションで「急変させない患者観察テクニック」の練習を行い、第6章で卒業テストに挑戦します。第7章では本書を卒業した後の学習のしかた（**本書の使い方-1 図2**）をオリエンテーションします。

第2章
事例で学ぶ
「急変させない
　患者観察テクニック」

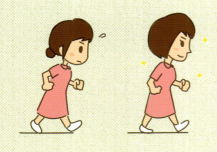

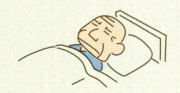

　この章では読者の皆さんに実際に患者さん（山田二郎さん）を受けもっていただきます。第1章で学んだ知識を使いながら、「急変させない患者観察テクニック」を経験します。
　看護実践の手順は「できる」看護師が習慣として行っている順番に従います。読者は「できる」看護師のあとに続いて看護実践を経験してください。手順1つが終わったらクイズに挑戦します。クイズでは「できる」看護師が何をどのように考え看護実践を行っているか、すなわち「できる」看護師の頭の中の構造や思考回路について質問します。クイズの解説では「できる」看護師が知識をどのような形で記憶していて、看護実践ごとに知識を使ってどうやって問題解決を行っているかという「できる」看護師の秘密を明らかにしていきます。
　このクイズは試験問題とは異なり、正しい答え（正解）はない場合もあります。問題に対しどのように考えるかを、選択肢の意見に、同意する・保留する・反対するのいずれかで回答してもらうこともあります。そして解説を読んで選択肢を読んで「できる」看護師の考え方を確かめてください。

第2章　事例で学ぶ「急変させない患者観察テクニック」

1. 実際に患者さんを受けもって考える

1　まず頭を整えます

◆ 山田二郎さん

　ここは○○市立総合病院（300床の急性期病院）の呼吸器内科病棟です。あなたは日勤の看護師で昨日の夜間救急外来から緊急入院となった山田二郎さんを受けもちます。

　山田さんのところに行く前に、1 まず頭を整えます（山田さんの情報から病状や訪室したときに観察することを確認する）。次に 2 患者のところに行って山田さんの全体の印象や療養環境を観察し整えます。そして 3 患者に接して初期評価を行います。

　山田二郎さんを受けもつのははじめてです。まず山田さんの電子カルテ（または紙カルテ）を開き、安全で安心してもらえる看護を提供するために山田さんの基本的な情報を選択しながら頭に入れていきます。

A. 山田二郎さんの情報

　表1に山田さんの情報をまとめました（「患者カード」）。山田さんは60年間喫煙を続けたことが原因となり慢性閉塞性肺疾患[※1]になりました。やっと4年前に禁煙しましたが慢性閉塞性肺疾患がもとに戻ることはありません。慢性閉塞性肺疾患の症状は労作時の息切れですがその原因は肺での酸素の取り込み能力が低下していることにあります。そのせいで少し動いただけでも体が酸素不足になり、酸素を取り込もうと呼吸が速くなります。慢性閉塞性肺疾患では1回換気量が減少しているので呼吸数は増えても有効な換気量（L/分）が得られないため、酸素の取り込みがうまく行きません。

　慢性閉塞性肺疾患で安静時の息切れが出現すると在宅酸素療法が導入されます。これをHOT（home oxygen therapy）といいます。山田さんの病状はすでにHOTが導入されていることから慢性閉塞性肺疾患が進行した状態だと考えてよいでしょう。

　今回の入院になった原因は、慢性閉塞性肺疾患の患者によくある肺炎を合併したことによる低酸素血症の悪化です（HOTでいつもはSpO_2は94％ですが、救急外来受診時には90％に低下していました）。今回の山田さんのエピソードのように、慢性に経過してい

表1 ● 山田二郎さんの「患者カード」

患者氏名、年齢・性別	山田二郎、82歳・男性
入院時の診断（病棟）	肺炎、低酸素血症（内科混合病棟）
現病歴	慢性閉塞性肺疾患、HOT（在宅酸素療法）施行中、高血圧と糖尿病で内服治療中
入院に至った経緯	発熱、息切れで救急外来受診。肺炎、低酸素血症（普段はHOT 1 L/分でSpO$_2$は94％、救急外来受診時は酸素1 L/分でSpO$_2$は90％）の診断で緊急入院となる。
医師のプロブレムリスト	#慢性閉塞性肺疾患でHOT、#市中肺炎、#低酸素血症（O$_2$ 1 L/分でSpO$_2$ 94％が90％に低下）
医師のプラン	1. 抗生剤投与、2. 酸素療法
かかりつけ・外来での治療	当院、呼吸器内科、循環器内科、糖尿病内科に通院、内服薬を処方されている
既往歴	特になし
アレルギー歴	特になし
家族歴・生活歴	子供は独立、妻と2人暮らし、ヘビースモーカー（喫煙歴60年、4年前に禁煙）
ADL	自宅内は自立、近所に買い物に出かける程度
その他の情報	特になし、認知症なし
入院時の全体観察	やせている、元気がない感じ、顔色は普通、表情からは周囲に無関心な印象を受けるが会話は好き、座位は前かがみ、呼吸はやや口すぼめ・浅くて速い
入院時のバイタルサイン	意識清明・見当識障害なし、血圧：150/95 mmHg、脈拍：90回/分、呼吸数：18回/分、SpO$_2$：91％（酸素1 L/分）

る疾患が急に悪くなる状態を慢性疾患の急性増悪と呼びます。慢性閉塞性肺疾患の患者が肺炎にかかり、普段の低酸素血症がさらに悪化し、症状が悪化することはよく経験することです。

※1 **慢性閉塞性肺疾患**：従来慢性肺気腫や慢性気管支炎と呼ばれてきた病気を総称する呼び方。COPD：chronic obstructive pulmonary disease

Quiz① 山田さんの病状の見込み

山田さんの病状の見込みについてあなたはどのように考えますか? 同意する・保留する・反対するの3つから1つを選んでみてください。

1) 肺炎による低酸素血症は軽いので抗生剤の投与ですぐによくなり退院できるだろう。

　Ⓐ同意する・Ⓑ保留する・Ⓒ反対する

　理由:

2) 慢性閉塞性肺疾患があるので肺炎の治療に時間がかかり入院はすこし長引くだろう。

　Ⓐ同意する・Ⓑ保留する・Ⓒ反対する

　理由:

3) 肺炎が持続すると低酸素血症が悪化し気管挿管や人工呼吸器が必要になるかもしれない。

　Ⓐ同意する・Ⓑ保留する・Ⓒ反対する

　理由:

4) 退院の見通しを考える以前に、山田さんの低酸素血症が急に悪化したり心停止になるかもしれない。

　Ⓐ同意する・Ⓑ保留する・Ⓒ反対する

　理由:

Quiz①の解説

　山田さんは82歳と高齢で慢性閉塞性肺疾患以外に高血圧と糖尿病の基礎疾患があります。高齢者では細菌に対する免疫反応が低下し感染症になると治りにくくひどくなりやすい傾向があります。さらに糖尿病があると感染症にかかりやすくなり、治りにくくなることから、山田さんの肺炎が抗生剤で簡単によくなり退院できるとは考えにくい状況です。逆に2)のように治療には時間がかかるかもしれないと考えるのが普通です。

　3)や4)の意見についてはどうでしょうか? 肺炎が治らずに重症化すると急性呼吸障害の時期を経て急性呼吸不全や敗血症になることがあります。急性呼吸障害は呼吸困難が明らかで酸素投与をしないとSpO_2が保てない状態をいいます(酸素なしではSpO_2の値が低く、酸素投与でSpO_2の値が改善する状態)。急性呼吸障害で酸素投与をしていてもSpO_2が低下してくる場合があります。通常、酸素を増加しますがそれでもSpO_2の値が改善しなくなる状態を急性呼吸不全といいます。急性呼吸不全では高度な気道確保(気管挿管など)による酸素投与と陽圧換気(人工呼吸管理)が必要になります。

> 山田さんの病状の見込みを考えるには、肺気腫、肺炎、肺炎の治療、急性呼吸障害、急性呼吸不全、気管挿管、人工呼吸管理といった知識が必要になります。問題の1)、2)、3)は知識があるかどうかと、その知識を山田さん(高齢で慢性閉塞性肺疾患と糖尿病がある)に応用し治療の見込みを考えることができるかを自己評価することを目的としています。

ところで山田さんはいまどのような状況に置かれているでしょうか。状況に関する情報をまとめてみましょう。

a) 数日前から発熱と息切れがひどくなり救急外来を受診し、診断は慢性閉塞性肺疾患の急性増悪(低酸素血症の悪化)でその原因は肺炎とされた。
b) 抗生剤による肺炎(原因)の治療により低酸素血症が改善することを期待し入院になった。
c) 抗生剤投与がはじまったが抗生剤が効果を発揮するかどうかは現時点では不明である。
d) 抗生剤が効いて(肺炎の起炎菌が投与する抗生剤によい感受性を示す場合)低酸素血症が順調に改善するという保証はない。
e) 山田さんは昨晩入院したばかりで、低酸素血症が今後ますます悪くなることも考えておかなければならない。
f) 退院の見込みを考える以前にプランBを考えると、肺炎による低酸素血症から急性呼吸障害になり、さらに急性呼吸不全から呼吸原性心停止に変化することを予測しておく必要がある。

Quiz①の4)は知識を問う1)、2)、3)の問題と異なり、「山田さん」を担当する看護師としての判断力を問うています。緊急入院翌日の山田さんにとって安全な判断は、4)のように考えプランBを組み立てることになります(プランBはQuiz③で組み立てます)。

B. 診断・治療プランと指示簿

表2は医師が作成した診療計画を示します。また表3には医師の指示を示します。あなたは看護師として医師が作成した山田さんの診療計画と指示は論理的に正しいかどうかを検証します。診療の補助では医療行為や指示の内容について論理的な根拠を検証し、指示を行った場合は患者の反応を観察し変化を判断し変化に応じた適切な対応が必要になります。これらを前提に山田さんの診療計画と指示をチェックします。

表2 ● 山田二郎さんの「診療計画カード」

患者氏名、年齢・性別	山田二郎、82歳・男性
病名、入院診断名	慢性閉塞性肺疾患、肺炎、肺炎による低酸素血症
治療計画	抗生剤投与による肺炎の治療 酸素療法
推定される入院期間	5日間
合併症など	肺炎から敗血症に至ることがあります。その場合には気管挿管下の人工呼吸器管理など集中治療が必要となります

表3 ● 山田二郎さんの「指示カード」

患者氏名、年齢・性別	山田二郎、82歳・男性
注射	抗生剤A 2g＋生食100 mLを1日2回それぞれ1時間で点滴投与
内服	外来で処方された内服を継続
食事	普通食
酸素療法	鼻カニューラで酸素2 L/分投与（SpO_2 94〜95％）
モニタ装着	SpO_2計装着
安静度	ベッド上フリー、ポータブルトイレ
検温	午前、午後、夜の3回
ドクターコール	変化の懸念があればI-SBAR-C[※2]で報告し対応策を医師に提案する

Quiz② 診断と治療の整合性

以下の判断で誤っているのはどれか。

Ⓐ 診療計画の病名、入院診断名と治療計画の内容は論理的に正しい。

Ⓑ 山田さんの発熱が続くとき敗血症への進展に注意して観察する必要がある。

Ⓒ アレルギー歴はないので抗生剤の点滴でもアレルギー反応は起きない。

Ⓓ 低酸素血症の悪化や敗血症を疑ったら臨時の観察と評価が必要になる。

※2 I-SBAR-C：患者の病状を報告するときは、まず状況（situation）を一言で伝え、次に状況に関連する背景（background）、病状のアセスメント（assessment）の主要な情報、そして病状への対応策の提案や要請（request）を行う。このフォーマットをSBARという。I-SBAR-Cという場合のIは報告者と患者を同定する（identify）、Cは医師から指示があった場合は指示を復唱し確認する（confirm）ことを意味している。

Quiz②の解説

「人は誰でも間違える」存在であり、医師も誤りから免れることはできません。診療の補助を行う看護師は医師の診療計画や指示が患者にとって医学的に妥当で患者に害にならないこと、そして看護師としての考え方や行いが医療事故につながらないことを論理的に確認します（この一手間を習慣化することで自分自身を守ることができます）。診療計画カードと指示カードとで、患者氏名と病名があっているかをチェックし、入院診断と治療計画の論理性を確認します。

「肺炎」に対して「抗生剤治療」と「酸素療法」が指定されておりQuiz①で解説した通り、標準的な医療計画であるといえます。

合併症の予測は高齢者やたくさんの疾病を有する患者では特に重要です。どんな合併症が起こりうるのかを具体的に考えることで頭をプランBモードに設定することができます（希望的観測を排除できる）。

山田さんの肺炎に抗生剤が効果的な条件は、1）副作用がないこと、2）投与する抗生剤が肺炎の起炎菌に殺菌的に作用すること、3）抗生剤が感染巣の肺によく移行し高濃度を維持できること、4）山田さんの免疫能が保たれていること、5）抗生剤を代謝する臓器機能が保たれていること、などがあります。山田さんの抗生剤投与期間中は、副作用はないか、発熱は改善してきたか（解熱傾向）、低酸素血症は改善してきたか、顔色や表情はよくなってきたか、食欲が出てきたか、呼吸のしかたは落ち着いてきたかなど全体的かつ総合的に観察し評価します。すべての項目が改善に向かっていると評価できればそれらを根拠に、「山田さんは回復に向かっている」と判断します。

慢性閉塞性肺疾患を基礎疾患に肺炎を合併した山田さんの入院経過の予測（プランBでの最悪のシナリオ）は、抗生剤の効果がなく敗血症に進展する、低酸素血症が悪化し急性呼吸不全になることです。いずれの場合も状態悪化の早い時期の最初の変化を捉えて適切かつ迅速に対応すれば、敗血症あるいは急性呼吸不全への進展は回避することができます。そのためにも臨時の観察と評価をいつはじめるかの判断は山田さんの予後を左右する大きな判断になります。

なお、抗生剤を投与する際は常にアレルギー反応（発疹、そう痒感、咳、喘鳴、呼吸困難など）がないかを観察します。これはアレルギー歴の有無に関係なく必要です。

正解　Ⓒ

C. 病状の変化の予測

図1に医師が書いたプログレスノートと看護記録を示します。昨晩緊急入院になったときの様子が「入院当日」に記載されています。入院翌日の記録は今朝の記録で、あなたはこれから日勤で山田さんを受けもちます。

プログレスノート

〈入院当日〉

入院時は酸素 1 L/分で90%、1.5 L/分で95%にアップ。入院中の酸素投与は鼻カニューラで 2 L/分とする。

発熱、痰の性状の変化（白色から黄色）と量の変化（いつもの量から増加）あり。救急外来で胸部X線上、右下肺野に肺炎像あり。肺炎の診断で入院とする。WBC：18,000/mm^3、CRP：8.0 mg/dL（正常0.5未満）。

〈入院翌日（午前6時）〉

38℃前後の発熱が持続。朝のSpO$_2$は酸素 2 L/分で92%、WBCは 20,000/mm^3。

予定した抗生剤療法を継続する。

看護記録

〈入院当日〉

発語はなく、やや苦痛様表情がみられる。妻は「いつもより元気なく、心配です」という。呼吸は浅く速い。

抗生剤に対しアレルギー反応なし。

〈入院翌日（午前7時）〉

朝の検温時。意識清明、BP：148/94、HR：92、RR：20、BT：38.0℃、SpO$_2$：92%（酸素 2 L/分）、顔色不良なし、苦痛表情みられる。妻は「昨日より辛そうで心配です」と言われる。食欲をたずねると本人より「食べたくない」と返事あり。

図1 山田二郎さんの「プログレスノート」と「看護記録」

Quiz③

あなたはこれから日勤に入り山田二郎さんの安全を担保しながら、安心・信頼される看護実践を行います。その準備として適切な行動は以下のどれですか。該当するものを選んでください。

Ⓐ申送り前にカルテ、診療計画、今日の指示、プログレスノート、看護記録を参照し、患者のところに行って声をかけながら全体観察をしておく。

Ⓑプログレスノートと看護記録から日勤で起こりそうな変化や出来事を予測しておく。

Ⓒ山田さんの看護に応用できる、過去の看護（あるいは勉強）の経験（高齢者の看護、肺炎の看護、抗生剤の投与、敗血症の看護の経験など）を検索し（思い出し）、山田さんの看護に利用できそうなことを思い出しておく（記憶からとり出し使える状態にしておく）。

Ⓓ山田さんは、「慢性閉塞性肺疾患→肺炎合併→低酸素血症の悪化→症状発現→救急外来受診→緊急入院→肺炎の治療開始・酸素投与量増加→発熱持続・SpO$_2$は低下傾向」という、全体的に状態悪化の経過をたどっていることから今後も下り傾向のトレンドを想定し、病状の変化や急変が起きたらすぐに対応できる準備を整えておく。

Quiz③の解説

Ⓐ～Ⓓは「できる」看護師が習慣として行っている行動です。「できる」看護師は病院や病棟が違っても同じような行動を選択します。それが「できる」看護師に共通した技能になります。それでは「できる」看護師の行動が似ているのはなぜでしょうか…。
「できる」看護師に共通する技能は、

Ⓐ自分で情報（カルテ、診療計画、今日の指示、プログレスノート、看護記録、患者の全体観察）を集め自分で判断し他の人の判断（夜勤の勤務者の申し送り内容）や計画（医師の指示など）を検証する
ⒷプランBに基づいて看護を計画する
Ⓒ過去に経験したこと・学習したこと・そこから得た教訓を最大限に活用する（学習効果が高い）
Ⓓ患者の病状のトレンドを想定しながら今の病状の判断、今後の病状の予測を立てていること

があげられます。「できる」看護師の技能はさまざまな知識と知識の体系によって支えられています。疾病に関する知識、間違いから免れられないヒトの認知に関する知識、生理学の知識（内部恒常性と疾病による影響など）などが技能の基盤になっています。Ⓐ～Ⓓの行動は暗記しておけばいろいろな患者で実行できるようになるわけではありません。また指導者が注意したりフィードバックを与えるだけでできるようになるわけでもありません。Ⓐ～Ⓓは看護師として知っておくべき知識や経験を基盤とした技能によって選択される行動です。それが「できる」看護師が備えている資質になります。

「できる」看護師は勤務に入る前に自分なりの患者のイメージをつくり仕事の段取りを付けます（病状を正しく認識し、診療計画と今日の指示を確認し、他の患者の指示を含めて看護業務を並び替え、無理なく無駄なく看護実践ができるようにスケジュールする）。勤務がはじまるまえに患者のところに行って声をかけながら全体観察を行い、訴えの変化と病状の変化を評価しながら変化を予測しそのときの対応の手順を予習しておきます。前の勤務帯での医師のプログレスノートと看護記録も参照し、自分の目で確かめた患者のイメージとのギャップを評価します（過去の情報と今のイメージにギャップがある場合は大きな変化を予測します）。

変化が予測される場合には、過去に経験した同じような患者の変化やその問題解決で行った方法を思い出し、今から受けもつ患者に変化があった場合に再利用できないかどうかを考えたり、患者に適した問題解決法を考えておきます。

「できる」看護師は患者の経過のトレンドをもとに情報や観察したことの評価と意味付けを行っています。変化の予測もトレンドをもとに行っています。トレンドとは潮の満ち引きや景気の傾向、あるいは天気が下り坂なのかそれとも雨は上がりやがて晴れてくるのか、のようなわりと長いスパンでみた物事の変化の傾向です。例えば、人の一生は青年期に活動のピークをむかえ60歳を超える頃から活動が低下するというトレンドにあるとみることができます（トレンドの把握のしかたは後述）。山田さんの今回の入院前後のトレンドをみると、Ⓓのように全体に下降傾向にあるといえます。このトレンドで

> 将来を予測するとすれば、「より下降する、その傾斜が強くなる」など、「変化する」トレンドにあると考えます。山田さんの経過が上向きのトレンドに変化したと判断するには、1）炎症所見が改善する、2）解熱しはじめる、3）咳や痰が減少する（肺炎の症状が改善する）、4）肺の酸素の取り込みが改善する（投与酸素量を減らしてもSpO$_2$が安定化する）、5）表情に元気さが戻る、6）食欲など生活活動が改善する、の項目の要素が改善方向に変化しはじめたことを確認する必要があります。
>
> **正解　すべて**

D. 看護実践を組み立てる

　ここまでに頭の中で準備したことを確かめましょう。

a) 山田さんのカルテを見て入院までの経過と入院の目的、および今日の指示を確認しました。

b) a)を前提に山田さんのカルテとプログレスノート・看護記録を見て、山田さんのトレンドは下降傾向にありこれからの勤務中に変化が起こるかもしれないと考えます（プランB）。

c) 全体観察、呼吸の観察、循環の観察と変化の5つの状態（変化なし、最初の変化、急な変化、心停止直前の変化、心停止）の対照は**第１章 -2 表１**を用いて行います。山田さんの看護では申し送りの前の全体観察・呼吸の観察・循環の観察の所見と、山田さんのところに行ったときの観察の所見を比較し、その程度によって変化がないのか、最初の変化なのかそれとも急な変化なのかを判断することになります。

　とりあえずここまでは頭の準備ができました。次に考えることは患者のところに行ったとき、患者の変化の程度に応じて選択する行動のプランの確認になります。

Quiz ④

患者のところに行ったとき患者を観察し次の5つの状態に区別します（第1章-2 表1）。すなわち、1)「いつもと変わらない」、2)「小さな変化がある・変化の懸念がある」、3)「急な変化がある」、4)「心停止直前の急激な変化がある」、5)「心停止」です。
以下のⒶ～Ⓔを読んで1)～5)のどの状態で選択する行動か答えてください。

Ⓐ すぐに駆け寄り意識があるかないかを区別するために肩をゆすりながら「わかりますか？」と呼びかける。
Ⓑ 医師が昨日発行した指示に従い予定された看護を実行する。
Ⓒ 「いつもと違う症状などはありますか？」と問診しながら、努力様呼吸はないか、チアノーゼはないかを見たり、ゼイゼイやヒューヒューという異音が聴かれないかを詳しく観察する。
Ⓓ ひと目見て呼吸困難がある、あるいは顔面蒼白・冷汗・皮膚冷感があるので、すぐに対応をはじめる。
Ⓔ 目がうつろでぐったりし口を大きく開けるような呼吸のしかたに変化しているので、大きな声で助けを求める。

Quiz ④の解説

観察する、とは見たり聴いたり触れてみて感じとることを観察した人の言葉で主観的に表現することで、患者を観察する場面では顔色が青白い、呼吸のたびにヒューヒューという音がする、額に手を当てると熱いというような表現をいいます（患者とその家族の表現にありがちです）。看護師はほかの看護師や医師と共通理解できるように、観察したことを専門用語に置き換えて表現する必要があります。先程の観察したことをそれぞれ顔面蒼白がある、気道狭窄音がある、熱感があると表現することで観察は評価に変換されます。患者の観察は見たこと、聴いたこと、触ったことを専門用語に置き換えること、すなわち評価することを目的に行います。さらに、評価したことをまとめて患者に何が起きているかを言い当てる（医学的に定義された病態や疾患を当てはめる）ことを判断といいます。例えば顔面蒼白、冷汗と皮膚冷感があればその状態をショック（ショックの定義は顔面蒼白、冷汗、皮膚冷感の症状がある状態）と判断します。呼吸困難とチアノーゼがあればその状態を急性呼吸障害と判断します。このような方法で看護実践に必要な判断を専門知識に基づいて行います。「ショック」と判断すれば、「ショックの原因を検索する」「酸素投与を行う」「静脈路確保と輸液を行う」などの具体的な問題解決法の選択につながります。

観察・評価・判断をもとに問題解決を選択する方法を**表4**にまとめました。**第1章-2 表1**と**表4**、そしてQuiz④の問題文をよく読んで、1) プラン緑、2) プラン黄色、3) プラン赤、4) 心停止にしないための緊急対応と5) BLS（basic life support：一次救命処置）を選択する状況（**第1章-1 図2**）を「患者の姿が目に浮かぶ」ように理解して

ください。

正解　Ⓐ-5)、Ⓑ-1)、Ⓒ-2)、Ⓓ-3)、Ⓔ-4)

表4 ● 観察と評価、判断に基づくプランの選択

	観察と評価	判断と選択のルール
プラン緑	普段の状態と比べ、患者の訴え（患者自身の表現で）と全体観察（開眼、視線、顔色、表情、姿勢、呼吸）所見に変化がない	〈患者の訴え〉に〈変化がない〉and〈全身観察所見〉に〈変化がない〉なら、〈予定された看護を実践する〉を選択する
プラン黄色	普段の状態と比べ、患者の訴えと全体観察所見に小さな変化がある、あるいは変化の懸念がある	〈患者の訴え〉に〈小さな変化がある・懸念がある〉and/or〈全身観察所見〉に〈小さな変化がある・懸念がある〉なら、〈変化とその原因を詳細に評価する〉プランを選択する
プラン赤	普段の状態と比べ、患者の訴えと全体観察所見に明らかな変化がある	〈患者の訴え〉に〈明らかな変化がある〉and/or〈全身観察所見〉に〈明らかな変化がある〉なら、〈呼吸と循環を安定化する〉対応と〈変化の原因を検索する〉対応を開始する
心停止にしないための緊急対応（二次救命処置）	明らかな変化（目が虚ろ、ぐったり、チアノーゼ、冷汗、皮膚冷感、反応が弱い）に加え急性呼吸不全や循環不全（ショック）に陥っている	〔〈呼吸困難〉and〈チアノーゼ〉〕and/or〈ショック〉があれば〈心停止直前〉と判断し、心停止にしないための緊急対応（非心停止の二次救命処置）〉を開始する
BLS（一次救命処置）	目を閉じている、表情がない、体動がない状態	〈閉眼している〉and〈表情がない〉and〈体動がない〉なら〈意識がない〉と判断し、すぐに駆け寄り〈BLS評価〉を開始する

E.　リハーサル

　　Quiz①、②、③、④で「急変させない患者観察テクニック」のなかで最も重要な頭の整え方について説明しました。「できる」看護師は患者のところに行く直前には、頭の中に患者と訪室する自分をイメージし、観察される病状とその場合の判断と行動の選択をリハーサル（予習）しています。そしてリハーサルがうまくできたらナースステーションを出発し患者のところに向かいます。

Quiz⑤

患者を訪室する前にはナースステーションで頭の準備を行います。以下の項目を正しい頭の準備の順番に並びかえてください。

Ⓐ病室に入って患者に接近するまでに行う評価、判断、選択の3つの認知的な手続きを事前に確認する（リハーサル）。

Ⓑ病状から入院中に起こりそうな低酸素血症による心停止やショックによる心停止につながる最初の変化を予測する。

Ⓒ患者の情報のなかから病状の認識に必要な情報を選び出し、それらの情報をもとに患者の病状とトレンドを正しく認識する。

Ⓓ患者の変化の判断と判断に応じて選択するプランをイメージし確認する。

Quiz⑤の解説

　看護業務を看護実践に質的に転換するためには、「どんな患者に」「どんな技術やケアを行うのか」「安心・信頼を保ち安楽な看護実践にするためには患者のどんな個別性に配慮すればよいのか」を準備の段階で把握し、手順をリハーサルしておきます。また患者の病状を正確に認識しておくことが必要で、その病状がどのようなトレンドにあるかも把握します。看護実践では患者の個別性である病状とトレンドを把握します。

　さらに予期せぬ心停止につながりかねない呼吸の変化や循環の変化に早期に気づくために、患者のところに行くたびに全体観察を行います。低酸素血症による心停止を予測すれば結果から逆算し、最初にあらわれる変化はちょっとした咳き込みや呼吸が苦しい感じがみられたり、呼吸の不安が表情や視線にあらわれると考え、患者のところに行ったらまずこれらの最初の変化があるかどうかを観察により判断します。

　患者の変化の大きさ（**第1章-2 表1**）により緊急度は異なるので、選択する行動・プランも異なってきます（**第1章-4 図1**）。患者のところに行って慌てないようにするには、患者の変化の予測と変化に応じて選択すべき行動・プランの組み合わせ（**第1章-2 表1**の5つの状態に対して選択すべき**第1章-4 図1**の行動・プランの組み合わせ）を事前に予習しておきます。ちょっとした変化であれば、それが本当に変化なのかどうかや、変化の原因検索のため簡単な問診やフィジカルアセスメントなどを行い、その結果をI-SBAR-C（後述，**第4章-4 表5**）で報告します。

　患者のところに行く前には次の手順で看護実践をリハーサルしておきます（「できる」看護師の習慣）。手順は、患者の病状を認識する、最悪の結果から逆算して症状の進展を考える、患者のところに行って患者に接したらまず最初の変化があるかどうかを観察する・評価する・判断する、そして判断に応じた行動・プランを選択する（その組み合わせを頭に入れる）の順番になります。

正解　Ⓒ、Ⓑ、Ⓐ、Ⓓの順番

頭を整える

- カルテ、指示簿、プログレスノート・看護記録、申し送りの内容から役に立つ情報を選択的に集め、患者の病状を正確に認識する。
- 最悪の事態として予期せぬ心停止を想定し、心停止の原因は低酸素血症なのかショックによるのか、どちらを予測するのが妥当なのかを考える。
- 低酸素血症による心停止またはショックによる心停止のいずれかの結末からマップを遡り、心停止にいたる経路の最初の変化と急な変化を想定する。
- 最初の変化に気づいたらすぐに問題解決行動をとることを予習する。
- 患者のところに行くときは上記のすべての項目をリハーサルとして行うことを習慣化する。

2　患者のところに行ったら

　頭を整えたらナースステーションを出発し患者のところに向かいます。到着地は患者のベッドサイドです。出発地から到着地までのあいだで廊下、患者の部屋のドア、患者の部屋の中、患者の療養空間（ベッド周り）を順に通ってベッドサイドに到着します。

　患者の観察は患者の部屋の中に入った時点からはじまり、ベッドサイドに到着すれば初期評価（感覚を使って気道・呼吸・循環・意識の変容・外表を観察し評価する）とバイタルサインの測定が可能になります。

　病室のドアを通り抜けるとそこは患者空間（患者の療養空間）になります。患者空間で感じとること（臭い、室温などを含む）は患者に由来（失禁の臭いがする、下血の臭いがするなど）したり患者の療養に直接関連（室温が高い、低いなど）していることになります。患者空間を通過しながらさまざまなことを観察することができます。患者の全体的な様子（ベッドの上に座っている、寝ているなど）、点滴スタンドの位置や点滴ラインの具合（点滴スタンドが遠すぎて点滴ラインが伸びすぎていないかなど）、点滴の減り方、モニタを装着していればモニタのリズム音や表示される数字の情報が耳や目に入ってきます。尿カテーテルを留置した患者であればバッグの中の尿量や尿の色などの情報も目に入ってきます。患者空間を通りすぎながら患者に接近して行き、聴診器を当てられる距離まで近づいたら停止します。あなたは患者に接しています。

　本書ではナースステーションを出発し患者に接するまでの距離によって「患者のところに行く」と「患者に接する」を区別しています。「患者のところに行く」とは患者の部屋の患者空間に入り患者に接するまでの距離・時間と定義します。「患者に接する」とは患者空間を通り過ぎ、すでに患者に接するところまできている距離と時間と定義します。患者のところに行って看護を実践するには、まずナースステーションで頭を整える、頭の準備ができたらナースステーションを出発し患者のところに向かう、患者の部屋に入って患者に接することが必要です。

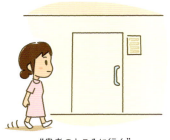
"患者のところに行く"

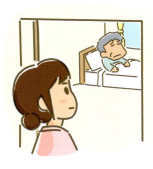

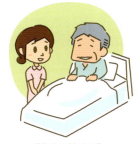
"患者に接する"

A. パッと見判断

「できる」看護師が同じ部屋の受けもち患者4名を訪室する場合を考えてみましょう。

42歳女性のAさん：喘息発作で入院し現在は小康状態。酸素吸入（2 L/分）でSpO$_2$計の値は96％。

58歳女性のBさん：腎盂腎炎で入院、抗生剤による治療を続けている。解熱傾向。もうそろそろ抗生剤が入った100 mLの点滴が終了する頃。

85歳女性のCさん：認知症で施設に入所。肺炎で入院になったが肺炎は軽快。退院調整中。

64歳女性のDさん：脳幹部の小さな梗塞によるしびれと高血圧で入院中。全身状態は安定しているが、しびれの訴えとナースコールが多い。

「できる」看護師はナースステーションを出発するときには4人に起こりうる変化を頭に入れています。また4人に起こりそうな、そして「看護師さん、ちょっと」と呼ばれそうな事態を事前に予想し、部屋に入ると同時に4人の患者空間をサッと見て何か起きていないかどうかを判断します。本書では、この部屋に入って、サッと見て、すぐに判断することを「パッと見判断」と呼びます。「できる」看護師の予想は次のとおりです。

Aさん：SpO$_2$値が低下していないか？（SpO$_2$値の低下は低酸素血症の悪化から心停止のトレンドを意味するので食い止める必要がある）

Bさん：100 mLのボトルがほとんどカラなはずだから「点滴が終わりました」と声をかけられるかも？

Cさん：ベッドから降りようとしたり転倒などの事故につながる行為をしていないか？

Dさん：「看護師さん、しびれがとれないんですけど」と呼び止められるかも？

「できる」看護師は4人部屋に入るやいなや患者ごとにパッと見判断を短時間で終わらせていきます。同室の4人の患者のパッと見判断では、まず意識のない患者がいるかどうかを判断します（パッと見判断で意識の有無を判断するやり方は**第3章-2 知識カード⑥**を参照してください）。4人に意識があることを確認したら、次は予期せぬ心停止につながるかもしれない変化の有無を判断します。この4人のなかで予期せぬ心停止の危険があるのはAさんだけなので、まずAさんが目を開け表情も穏やかで呼吸も努力様呼吸がないことを確認しSpO$_2$値も96％を維持していることを確認します。もしSpO$_2$値が低下していて呼吸の変化があれば迅速に対応します（**第3章-2 知識カード⑫**参照）。Cさんはもじもじせずにベッド上に臥床しています、Bさんの点滴は少し残っています、Bさんに「まだ

残っていますね」と声をかけ、最後にDさんに「いかがですか、しびれが続いて困りますね」と声をかけます。

　複数の患者の「パッと見判断」はこのように行います。患者をパッと見て即座に判断するためには頭を準備しておく必要があります（判断の前提をつくっておく）。

　では、先程の喘息のAさんをパッと見たとき、目を閉じ、表情がなく、体動がなかったらどのように判断しますか？　患者あるいは急な傷病で救助が必要な人をパッと見て、閉眼している、表情がない、体動がない・呼吸運動がない場合は、心停止のために「意識がない」と判断し、すぐに駆け寄り肩を叩きながら「大丈夫ですか？」と大きな声で呼びかけ反応があるかないかを確認します（BLS評価）。反応がなければ呼吸運動を観察し、呼吸がない・普通の呼吸ではない運動（下顎呼吸）がある・10秒観察しても判断できない、場合は「呼吸がない」と判断し心停止の初動（応援要請、119番通報、AEDの手配、CPR開始）をスタートします。

> **Quiz ⑥**
>
> 慢性閉塞性肺疾患の82歳男性の山田さんは数日前から肺炎を合併し、救急外来を受診しそのまま緊急入院になりました。酸素化能はいつもより低下しているため酸素流量はいつもの1L/分から2L/分に増量しています。酸素化能はさらに悪化しているかもしれません。
> あなたは今日はじめて山田さんのところに行き、まずパッと見判断を行います。1）～3）の3つのパッと見の所見の判断として最も適切な項目（Ⓐ～Ⓓ）を選択してください。
>
> 1）開眼がない、表情がない、体の動きがない。
>
> 2）目を開いている、眉間にしわを寄せている、息をするたびに肩が大きく動いている。
>
> 3）開眼している、表情は穏やか、顔をこちらに向けている。
>
> 　Ⓐ安定している
> 　Ⓑ心停止のため、意識がないのかもしれない
> 　Ⓒ低酸素血症が進行しているかもしれない
> 　Ⓓだんだん良くなってきている

Quiz ⑥の解説
　1）の開眼がなく表情がなく体動がない状態は心停止による意識障害の可能性をまず考え、すぐに駆け寄り「大丈夫ですか？」と問いかけ、反応を見ます（「寝ているのだろ

う」という希望的観測は入院患者にはご法度です）。目は開けているが眉間にしわを寄せ、苦しそうで肩を使って（呼吸補助筋）呼吸をしていれば、低酸素血症が進行し呼吸困難が悪化していると考えます。設問は今日はじめてのパッと見判断（1点観察）なのでそのときの判断しかできません。だんだん良くなってきている・だんだん悪くなってきているというためには少なくとも2点観察が必要になります。ちなみに「安定している」とは「変化がない」状態が継続していることを意味しています。

正解　1）-Ⓑ、2）-Ⓒ、3）-Ⓐ

B. 全体観察

　パッと見判断は一瞬で終了します（看護学生が考えながら行っても数秒程度）。患者の部屋に入り患者を視野にとらえたらパッと見判断を行い、そのまま近づいていきながら全体観察を行います。全体観察では患者の全体の様子、全体像をさっと見て患者の体や姿勢が訴える非言語コミュニケーション（ボディランゲージ）を評価します。

　全体観察はお母さんが赤ちゃんを観察するしかたと同じです。あるいはあなたが大切な人の様子を見て「いつもと違う」とか「具合が悪いんじゃないかしら」と感じるときに使っている観察の方法です。

　看護師として患者を全体観察する場合は観察項目を決めておくことで、観察の抜けや観察のし過ぎを防止することができます。患者の全体観察では、1）目を開けているか（目の開けかた）、2）視線はしっかりしているか（目線が合うか）、3）顔色はどうか（変化はないか）、4）表情はどうか（不安、苦痛はないか）、5）姿勢はどうか（ぐったりしていないか）、6）呼吸のしかた（安静な呼吸それとも努力様呼吸はないか）の6項目を数秒で観察します。視覚を使って患者の身体から発せられる言語によらない訴えを観察し、その意味を解釈し評価します（評価は専門知識を用いて行います）。

Quiz ⑦

呼吸の観察所見と評価について誤っているのはどれですか。

Ⓐ 顔面と頸部の筋肉は使わずに胸とお腹が同調した呼吸…普通の呼吸

Ⓑ 慢性閉塞性肺疾患の患者で普段と同じ症状で呼吸は浅くて速く頸部の筋肉（胸鎖乳突筋）を使っている…その患者としては普段の呼吸

Ⓒ 喘息で外来通院の患者が口をすぼめてゆっくりと息を吐いている…喘息の既往があるので普通の呼吸

Ⓓ 安静にしているがいつもの呼吸数8回/分よりも速い呼吸をしている（12回/分）…呼吸状態は変わらない

Quiz⑦の解説

　普通の呼吸で使われる筋肉は胸郭の肋間筋と横隔膜で、延髄の呼吸中枢が呼吸のリズム・数を制御しています。呼吸は主に胸を使う胸式呼吸とお腹を使う腹式呼吸がありますが、どちらの場合も胸部と腹部はうまくシンクロし円滑に動いています。

　慢性閉塞性肺疾患では肺胞が拡張し吐ききれない空気が肺の大きな容積を占めるので胸郭も樽状に変化します。樽状胸郭では首の筋肉を補助的に使った呼吸のしかたに変化します。また1回あたりの換気量は小さくなります。このような変化は慢性閉塞性肺疾患という慢性的な疾患には普通にみられる呼吸のしかたです。慢性閉塞性肺疾患の患者で症状はいつもと変わらないのであれば、慢性閉塞性肺疾患に特徴的な呼吸があるのは予測の範囲内で、その患者としては普段の呼吸と判断します。

　喘息で外来通院の患者であれば普段は喘息発作はおさえられていますが、普段から口すぼめ呼吸（口をすぼめて気道に抵抗をつくり呼気時の末梢気道の閉塞を防ぎながらゆっくりと息を呼出するサイン）がみられます。

　肺炎で入院中の患者の呼吸状態（低酸素血症）が次第に悪化する際の最初の変化は呼吸数の増加です。例えば午前中の呼吸数が10回/分、午後3時が12回/分、午後6時が14回/分、午後10時が16回/分のように呼吸数が増加する場合があります。全身観察の所見や呼吸音も変化しますが、数値として計測が容易な呼吸数の記録は重要です。呼吸数が数時間から半日かけて増加するトレンドにある場合は、深夜から早朝にかけて低酸素血症による心停止のリスクが高まります。呼吸数の増加傾向に加え、午前中や午後は観察されなかった呼吸補助筋を使った呼吸が午後10時に出現した際はその場で対応しておく必要があります。このような理由からⒹは危険な判断になります。呼吸数の増加があれば患者の全身状態は黄色信号と判断し詳しい評価を行います。

正解　Ⓓ

C. 療養環境の観察

　患者のところに行ったらパッと見判断を行い、意識がない（閉眼している、表情がない、体動がない）と判断したら心停止でないことを確認します（名前を呼んで開眼または返事がある）。パッと見判断で意識があれば全体観察を行います。全体観察の判断をしながら療養環境の観察を行います。

　療養環境には患者の病状、治療内容や生活様式によって多くの観察項目があります。療養環境の観察対象の分類とあるべき姿、および観察するときのチェックリストを表5にまとめました。

　観察の際は、ライフライン・体液管理・療養環境などのカテゴリーごとに分類してチェックを行うと見落としをなくすことができます。

表5 ● 療養環境の観察対象とチェックリスト

分類	観察対象	あるべき姿	チェックリスト
ライフライン	酸素	酸素の配管端末器から患者の酸素吸入器までラインがつながっていて、酸素が流れていることが確認できる	☐ 酸素の配管端末機からラインがつながっている ☐ 患者の吸入器まで酸素が流れてきている ☐ 酸素濃度、流量は指示通りである
	モニタ	・モニタする項目の情報(波形、数値など)がきちんと表示されている ・同期音が聞こえる	☐ モニタの情報がきちんと得られる ☐ モニタは正確に装着されている
	点滴・輸血	・点滴スタンドが適正な位置にあり、点滴ラインが伸びすぎていない ・指示の通りの輸液・輸血が行われている	☐ 点滴スタンドの位置は適切である ☐ 点滴ラインの長さは適切で絡みはない ☐ 輸液・輸血は指示通り行われている
	胸腔ドレーン	持続吸引の有無、空気漏れの有無と量、水封室の水面の呼吸性の移動の関係が予測通り	☐ ドレンは閉塞なく正常に機能している ☐ 排気・排液の量は予想の範囲にある
体液管理	経鼻胃管	・胃内に留置されている ・胃内容物が排液されている ・適切な吸引圧(バッグの位置)が確保されている ・過剰な排液がない	☐ 位置異常の可能性がないことを確認する ☐ バッグの位置は目的に応じて適切である ☐ 排液の性状や量に異常はない
	膀胱留置カテーテルと尿バッグ	・適正な尿量が得られている(カテーテル内に尿がある) ・尿バッグの位置(高さ)は適切である ・尿量や色の異常がない	☐ カテーテルは正常に機能している ☐ 尿バッグの高さは適切である ☐ 適切な尿量が得られている
療養環境	換気・室温・輻射熱(日差し)	・換気は適切で室温も適切 ・輻射熱の影響がないこと	☐ 換気、室温は適切か ☐ 輻射熱の影響はないか
	ベッド周囲	・ナースコールは手元にあるか ・生活空間として整っているか ・不便はないか	☐ ナースコールは自分で使える位置にあるか ☐ 生活に不便はないか
	床	・ゴミなど散らかっていないか ・清潔で乾燥している	☐ 清潔か ☐ 濡れていて事故の原因にならないか

Quiz ⑧

患者のところに行ってパッと見判断で意識あり、全体観察で変化はなく安定していると判断しました。次に療養環境の観察を行いました。以下の療養環境の観察と対応で<u>誤っている</u>のはどれですか。

Ⓐ 気管支喘息で酸素吸入をしている患者のところに行って全体観察が安定していたので酸素ラインの確認は省略した。

Ⓑ 認知症のある86歳男性が白内障の手術目的で眼科入院中。水をこぼしたらしく床面が濡れていたが患者はベッド上で安静にしていたのでナースステーションに戻ってから水を拭きとる手配をすることにした。

Ⓒ 4人部屋に入ると奥の患者の心電図モニタ音が徐脈のリズムに変化していたが、手前の患者がトイレに行くというのでこの患者のトイレ介助を優先した。

Ⓓ 自然気胸で胸腔ドレーンを留置し持続吸引している19歳男性。少し咳が出るようになったとのこと。胸腔ドレーンは開放してある。水封部の水面は呼吸に伴う変化はない。この状況から患者の状態は安定していると判断した。

Quiz ⑧の解説

病室で酸素を使っている患者がいたら、壁や天井に設置してある酸素配管端末器から患者の鼻（鼻カニューラを使用している場合）や口元（フェイスマスクを使用している場合）まで酸素が流れてきていることを確認するように習慣化しておくとよいでしょう（自宅から外出するとき「火は消した」「水は止めた」「電気は切った」と確認する習慣と同じです）。

「多分大丈夫だろう」という希望的観測、プランAは「予期せぬ心停止」だけでなく「よく起こる事故」の原因になります。患者のところに行って、その場ですぐにできるちょっとした環境整備はそのときに済ませることも習慣化しましょう。転倒などの事故を予防するには先手必勝策をもちます（今できることは今済ませる）。

4人部屋を訪室する場合は（パッと見判断のところで説明したように）事前にパッと見判断と全体観察の優先順位をたてておきます。患者に装着したモニタの音の変化は全体観察の呼吸の変化と循環の変化を反映する情報です。特に脈拍が緩徐になっている場合は急性呼吸不全やショックが急激に悪化し心停止になる直前の特徴的な変化になるので、心電図モニタのリズム音やSpO₂計のリズム音が急にゆっくりになった場合はすぐに患者のところに駆けつけパッと見判断を行います。

正解　すべて

患者のところに行ったら

- 患者のところに行ったらパッと見判断を行い、目を閉じて、グッタリし、体動（呼吸運動）がなければ、心停止による意識消失と考え、すぐに駆けつけて「大丈夫ですか？」と呼びかけるBLS評価を開始する。
- パッと見判断で意識があれば、続けて全体観察を行い変化についての印象をつくる。
- 療養環境の観察ではライフライン、体液管理、療養環境のカテゴリーに分けるなどの工夫で効率的に観察する。

3 患者に接したら

　患者空間を通り過ぎ患者に接する距離に来たら足を止め初期評価を開始します（まず観察する→観察したことを専門用語に置き換える＝評価する）。看護師と患者の距離はやや前かがみになれば聴診器で胸部や腹部の聴診ができる距離です。これが「患者に接したら」のイメージです。

　この距離まで来ると患者の細かいところまで観察することができます。息づかいを感じたりお腹がグルグル鳴る音が聞こえるかもしれません。この距離で看護師の5つの感覚のうち味覚を除く視覚、聴覚、嗅覚、触覚を使って患者を観察し、見てとった情報、聴いてとった情報、嗅いでとった情報、触って感じとった情報を専門用語に置き換える頭の作業を初期評価と呼びます。4つの感覚を使って必要な情報を感じとるためには、観察する前提として何を観察すれば評価につながるのかの関係や重みづけについての知識が必要になります。看護実践は専門知識に基づいた判断を形成しながら行いますが、判断の材料は観察したことが意味していること、すなわち評価になります。

　初期評価で観察すべき項目と所見（正常な場合と、変化や異常がある場合）は表6にまとめました。ここでいう正常とは、その患者にとっての普通の状態（病状が安定し、安楽で安静時）での所見を意味しています。その患者にとって普通の状態からの逸脱、通常は悪化、を変化と言います。

　初期評価は感覚（視覚、聴覚、嗅覚、触覚）を使って患者を観察し（気道、呼吸、循環、意識の変容と外表）、感じとった情報を専門用語に置き換える頭の中の活動です。表6には初期評価のための観察ではそれぞれの感覚器（目、耳、鼻、手）を使って何を観察するのかをまとめました。表6からわかるように目で何を観察するのか覚えておけば、とり

表6 感覚器を使った観察項目と観察の仕方

観察法	目で見て	耳で聴いて	鼻で嗅いで	手で触れて
気道	☐ 呼吸に伴う胸と腹の動きが同調しているか、ギッコンバッタン・シーソー様の動きはないか	☐ 呼吸に同調して変な音（ガーガー、ゴロゴロ音やヒィーという笛のような音）が聴こえないか		☐ 鼻の孔、口に手を当て空気の流れを感じるか
呼吸	☐ 肩で息をしたり、首の筋肉を使って息をしていないか、呼吸の速さに異常はないか	☐ 聴診器を当てなくてもヒューヒュー、ゼイゼイという異音が聴こえる		
循環	☐ 顔色が青白い、冷汗をかいていないか（額を見て）		☐ 吐血・下血の臭い、血液の臭い	☐ 皮膚に触れて冷たい、じっとりしている、脈が弱い、脈の速さに異常がある
意識	☐ 自分で自発的に目を開けているか、呼びかけて目を開くのか（A<u>V</u>PU）		☐ アルコール臭、アセトン臭（りんごが腐ったような臭い）	☐ 痛み刺激（肩を揺する、肩を叩く）を与えて目を開くのか（AV<u>P</u>U）
外表	☐ 皮膚に発疹、赤み、キズ、出血、変形などの異常はないか			☐ 体温の異常はないか、腫れや触って痛いところはないか、雪を握ったような感じはないか

AVPU（alert：自発開眼があれば意識清明、voice：声かけで開眼、pain：痛み刺激で開眼、unresponsive：痛み刺激で開眼がない）

あえず初期評価ができることがわかります。観察所見の変化や異常を表現する専門的な用語は表7の「変化がある・異常がある」を参照してください。

A. 初期評価による病状の判断

初期評価は感覚を使って観察し、観察したことを専門用語に置き換えてまとめる頭の中の作業です。観察のしかたと観察したことの表現例を表6にまとめました。

変化があるときの例

例えば患者に接して耳を澄ませてゴロゴロという音が聴こえたとします（表6）。「ゴロゴロ」という音を聴いて（聴きとった感覚情報）、記憶のなかから、それが以前に学習し記憶された知識「気道閉塞のサイン」と結びつくと「このゴロゴロ音は気道閉塞のサインだ」とピンときて、さらに「患者には気道閉塞がある」という評価につながります（表8の「気道の評価」の②聴覚参照）．

表7 ● 初期評価で観察すべき項目と所見（正常な場合と、変化や異常がある場合）

	観察すること	正常	変化がある・異常がある
気道	呼吸に伴う音が聴こえるか？	聴こえない、または「スースー」という低くリズミカルな音	いびき：舌根沈下による気道閉塞 ゴロゴロ音：分泌物による気道閉塞
	胸郭の動きが視認できるか？	胸とお腹がシンクロしゆっくりリズミカルに動く	胸とお腹がギッコンバッタンとシーソーのようにぎこちなく急激に動く
	呼吸に伴う空気の出入りを感じるか？	口や鼻に手を当てると空気の流れを感じる。口や鼻にコヨリをかざすと空気の出入りに伴ってコヨリが揺れる	弱い、感じない
呼吸	呼吸回数（回/分）の変化や異常はないか？	患者の病状が安定し、安楽で安静時の呼吸回数を標準値とする	呼吸回数8回/分以下（徐呼吸）では不十分な換気を考え、24回/分以上（頻呼吸）では呼吸困難と判断する
	努力様呼吸をしているか？	正常では肋間筋と横隔膜を使った呼吸運動が観察できる。慢性肺気腫など閉塞性肺疾患がなければ普通の状態でも補助呼吸筋を使うが荒々しさはない	肩を使った呼吸、顔や頸の筋肉（胸鎖乳突筋）などの補助呼吸筋を使った呼吸を「努力様呼吸」という。努力様呼吸があれば呼吸困難と判断する
	SpO_2の値に変化はないか、異常はないか（パルスオキシメーターが装着されている場合）？	患者の状態が安定し、安楽で安静時のSpO_2を基準値とする（正常は98〜100％、慢性の呼吸器疾患では低値をとる）	SpO_2が90％以下は呼吸不全と判断する
	呼吸に伴う音が聴こえるか？（気道の異常に伴う音以外）	聴診器を使わなければ呼吸音の聴取はできない	上気道の異音とは異なるヒューヒュー、ゼイゼイという音が聴診器を当てなくても聴取できれば呼吸困難と評価する
循環	顔色、爪の色、掌の色に青白さや土色のような色はないか？	患者の病状が安定し、安楽で安静時の顔色、爪の色、掌の色がその患者の末梢循環を反映した正常の色	青白さ（蒼白）、紫色（チアノーゼ）、土色への変化があれば末梢循環不全（ショック）と判断する
	冷や汗はかいていないか？前腕などを触ってじっとりと湿っていないか？	冷や汗はなく、冷たくじっとり湿っていることもない	冷や汗や冷たくじっとり湿っていれば末梢循環不全（ショック）と判断する
	末梢の温度	患者の病状が安定し、安楽で安静時の末梢の温度がその患者の正常の温度（環境温度のチェックが必要）	いつもの温度より低下していれば皮膚冷感と評価し、末梢循環不全（ショック）と判断する（環境温度のチェックが必要）
	爪圧迫テスト	爪床を圧迫し爪床が白くなったことを確認し圧迫を急に解除する。正常は2秒以内に赤みが戻る	圧迫を解除し2秒以上たっても赤みが戻らない場合は末梢循環不全があると判断する
	脈は触れるか？ 脈の速さ・強さはどうか？	橈骨動脈で脈拍を触知できる。普通の脈拍数は60〜100回/分、血圧は140/80 mmHg	橈骨動脈で弱く速い場合はショックと判断する。橈骨動脈が弱く遅い場合は心停止直前と判断する。総頸動脈で弱く触れる場合は心停止直前と判断する
意識の変容	開眼しているか？ 開眼するのに必要な刺激の程度は？	開眼している。睡眠中なら呼びかけで開眼する	自発開眼があればA（意識清明、AVPUでAlertと判断）、声かけで開眼すればV（AVPUのVoice）と判断、痛み刺激で開眼すればP（AVPUのPain）と判断、痛み刺激で開眼がなければU（AVPUのUnresponsive）と判断する
	見当識は保たれているか？ 呂律障害はないか？ 興奮・せん妄はあるか？	自分の名前、生年月日、場所、時間が正しく言える。呂律は普段通り。ストレスがなければ穏やか	氏名、生年月日、場所、時間が正しく言えない。呂律障害がある。興奮したりせん妄がある
外表	全身を見て変化はないか？	発疹・発赤、腫れ・腫脹、浸出液や出血、痛み、創傷・潰瘍はない	発疹・発赤、腫れ・腫脹、浸出液や出血、痛み、創傷・潰瘍がある
	触ってみて変化はないか？	熱い・冷たいはない、圧痛はない、圧迫で分泌物はない	熱い、冷たい、圧痛がある、圧迫すると分泌物がある

AVPU（alert：自発開眼があれば意識清明、voice：声かけで開眼、pain：痛み刺激で開眼、unresponsive：痛み刺激で開眼がない）

表8 初期評価で「変化がある」と評価する方法

	①視覚	②聴覚	③嗅覚	④触覚	初期評価
気道の評価	シーソー呼吸がある	気道閉塞音が聴こえる		鼻、口で空気の流れを感じない	気道の変化がある
呼吸の評価	呼吸困難がある、頻呼吸・徐呼吸がある	喘鳴が聴こえる			呼吸の変化がある
循環の評価	顔面蒼白だ、冷汗がある		吐血・下血の臭い、血液の臭いがする	皮膚冷感がある、脈拍が微弱だ、頻脈・徐脈がある	循環の変化がある
意識の評価	自発開眼なし		アルコール臭、アセトン臭がする		意識の変化がある
外表の評価	発疹がある、発赤がある、創傷(擦過傷、挫創を区別)がある、出血あり、変形あり			高体温・低体温だ、圧痛がある、握雪感がある	外表の変化がある

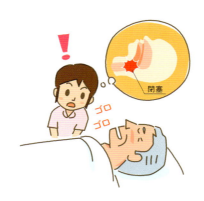

「変化がない」ときの例

患者を観察して、変化がないというためにはどのように思考すればよいのでしょうか。例えば気道を観察し、ゴロゴロ音がない(聴きとろうとしたがゴロゴロ音はなかった)あるいはいびきのような音がない(聞き取ろうとしたがいびき音はなかった)ことから気道閉塞はない(評価)と結論します(表9)。

判断するときの思考プロセス

図2に初期評価により「ショック」と判断する思考のプロセスを示しました。患者に接して気道、呼吸、循環、意識の変容と外表の観察を開始します。顔色が青白い、額に冷や汗をかいている(室温は快適で暑くて汗をかく環境ではない)、皮膚に触れると冷たい感じがします。この3つの観察に対し、それぞれ専門用語を割り当てていきます。「顔色が青白い」はそれに相当する専門用語の「顔面蒼白」に置き換えます。「額に冷や汗をかいてい

表9 ● 初期評価で「変化がない」と評価する方法

	①視覚 →	②聴覚 →	③嗅覚 →	④触覚 →	初期評価
気道の評価	シーソー呼吸がない	気道閉塞音が聴こえない		鼻、口で空気の流れを感じる	気道の変化はない
呼吸の評価	呼吸困難がない、頻呼吸・徐呼吸がない	喘鳴が聴こえない			呼吸の変化はない
循環の評価	顔面蒼白がない、冷汗がない		吐血・下血の臭い、血液の臭いがしない	皮膚冷感がない、脈拍の強さは普通、脈拍数は普通だ	循環の変化はない
意識の評価	自発開眼あり		アルコール臭、アセトン臭がしない		覚醒している（覚醒という点では意識の変化はない）
外表の評価	発疹がない、発赤がない、創傷（擦過傷、挫創を区別）がない、出血はない、変形はない			体温は普通、圧痛はない、握雪感はない	外表の変化はない

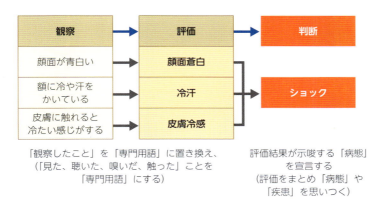

図2 ● 観察、評価と判断のプロセス（ショックを例に）

る」は同じように「冷汗」に置き換えます。「額に触れると冷たい感じがする」は「皮膚冷感」に置き換えます。観察の結果「顔面蒼白」「冷汗」「皮膚冷感」という3つの専門用語からなる初期評価が形成されました。新人看護師が「できる」看護師や医師にこの初期評価の結果を、「顔面蒼白、冷汗と皮膚冷感があります」と報告すると、報告を受けた「できる」看護師や医師は即座に「患者はショック状態だ」と判断できるので次の行動を迅速に開始することができます。

臨床診断のプロセス

図2の観察、評価と判断のプロセスは初期評価に限らず詳細な評価（二次評価）や通常の診療場面でも、医学的に定義された病態や疾患を診断するプロセスとして用いられて

います。ここでは図2を臨床診断のプロセスとして説明します。臨床診断の目的は患者の問題を定義された疾患あるいは病態として認識することにあります。

ショックの定義であれば、体細胞が正常に機能するために必要な酸素供給が維持できない状態になります。

急性呼吸障害の定義であれば、肺での酸素の取り込みと二酸化炭素の排泄がうまくいかず動脈血酸素飽和度が低下した状態というように定義することができます。

急性冠症候群であれば冠動脈の狭窄により心筋が正常なポンプ作用を行うために必要な酸素供給ができなくなり酸素欠乏に陥った状態と定義することができます。

定義された疾患や病態の定義は教科書に書かれており、医師・看護師は卒前教育のなかで多くの疾患・概念の知識を学んでいます。定義された概念は目で見たり、耳で聴いたり、手で触ることはできません。私たちは患者を診察したりアセスメントしてショック、急性呼吸障害あるいは急性冠症候群という定義された概念を疑ったり診断（推論）しています。教科書に記載されたよくみられる症状やサインがあれば、それらが示唆する定義された概念を思い浮かべる（記憶のなかから該当しそうな定義された概念をとり出す）ことが診断・アセスメントの第一歩になります。患者を診て教科書に書かれた症状やサインがあれば、それに該当する定義された疾患・病態を疑います。「患者を診て」の「診る」は、目で見る、耳で聴く、鼻で嗅ぐ、手で触るという行為を意味していて、これらを総称して「患者を観察する」といいます。症状やサインは患者の身体を目で見たり、耳で聴いたり、鼻で嗅いだり、手で触れることができる現象・変化です（患者の身体に物理的に存在している）。症状やサインは、それらの現象や変化に医学的な呼び名（専門用語）を与えたものです。言い換えると症状やサインという専門用語は、患者に実際に存在する現象・変化を具体的な概念として表現し直した用語になります。

以上まとめると、診療・アセスメントで行っている認知は、患者を観察しながら定義された概念としての症状・サインを見つけ出し、見つけ出した症状・サインのまとまりを手がかりに疾患や病態という定義された概念を検索し言い当てるプロセスになります。

初期評価のしかた

表7を使いながら初期評価で行う観察のしかたを覚えてください。また表8を使って初期評価で「変化がある」と宣言するための評価のしかたと結論の論理を理解してください。表9は初期評価で「変化がない」と宣言するための評価のしかたと結論するための論理を示しています。

ナースステーションで頭を整え、プランBのもとで患者のところに行ってパッと見判断と全体観察を行い、そして初期評価を行います。初期評価の目的は、感覚的な評価から

患者の病状を「変化がない」（表9）、「変化の懸念がある」と「変化がある」（表8）の３つの場合に分けることにあります。

　「変化がない」と判断したら予定された看護を選択します。「変化の懸念がある」と判断したら簡単な問診やフィジカルアセスメントを使って患者の病状を詳しく評価し、変化の懸念を払拭する、経過をみて再度初期評価を行う（経過観察）など今後のプランを組み立てます。そして、詳細な評価の結果、変化があると判断したら変化への対応を選択します。「変化がある」と判断したら変化への対応を選択します。

Quiz ⑨

１患者から感じとったことの表現（観察）と**２**感じとったことに該当する専門用語（評価）を１：１に対応させ、さらに評価のまとまりから**３**該当する病態や疾患を選んでください。
〔観察されたことを評価（具体的な概念）と結び付け、さらに評価のまとまりから該当する病態や疾患（定義された概念）を選んでください〕

１ 患者から感じとったことの表現（観察）
　①肩で息をしている
　②前腕に触れるとじっとり湿っている
　③橈骨動脈を触れると皮膚が冷たいことに気がついた
　④顔色が青白い
　⑤走ってきたあとのような息をしている
　⑥顔が赤い
　⑦皮膚に触れると熱い
　⑧皮膚がサラサラしている

２ 病態や疾患の判断に必要な評価（具体的なエビデンス、評価）
　Ⓐ呼吸困難がある
　Ⓑ皮膚冷感がある
　Ⓒ頻呼吸がある
　Ⓓ顔面蒼白がある
　Ⓔ冷汗がある
　Ⓕ皮膚紅潮がある
　Ⓖ皮膚乾燥がある
　Ⓗ熱感がある

３ 判断する病態や疾患（医学的に定義された概念、診断）
・ショック
・急性呼吸障害
・Ⅲ度熱中症（熱射病）

Quiz⑨の解説

このクイズからわかるように、頭の準備が整っていて（患者の病状を正確に認識し起こりうる変化を予測している）、プランBのもとで患者に接して観察・評価・判断のサイクルを回すと、短時間で患者の問題を特定することができます。

ショックが予測される場合は、まずその変化（「顔が青白い」、「前腕を触れるとじっとりと湿っている」、「橈骨動脈を触れると皮膚が冷たいことに気がついた」）を感じとりに行き、観察したことを顔面蒼白、冷汗、皮膚冷感に置き換え、「ショックだ」と判断しにいきます。

急性呼吸障害（呼吸困難＋低酸素血症）が予測される場合は、まず呼吸困難と低酸素血症の根拠となる観察所見をとりに行きます。「肩で息をしている」、「走ってきたあとのような息をしている」はそれぞれ努力様呼吸と頻呼吸と評価し、そして「顔色が青白い」を顔面蒼白（低酸素血症）と評価すれば急性呼吸障害と判断できます。観察所見をとりに行くタイプの初期評価と判断では、判断のあと必ず検算（他のタイプの思考を行っても同じ判断にたどり着くことを確かめる）を行います（ここでは省略）。

熱中症が疑われる状況ではまず最重症の熱射病を否定します（これもプランB的なアプローチ）。熱射病の特徴は、皮膚が燃えるように熱いことと、熱中症なのに汗をかいていないことなので、これらの特徴を感覚でとりに行きます。顔も前腕も露出された皮膚はどこも火照っています。その皮膚に触ってみると「熱い！」と驚くほどですが、不思議と汗はかいておらずサラサラと乾いているのがわかります。熱中症が考えられる状況にあった患者の初期評価で皮膚紅潮がある、熱感がある、皮膚乾燥があれば熱射病と判断します。

正解　病態や疾患

　　ショック　　　　　観察：②,③,④
　　　　　　　　　　　評価：Ⓔ,Ⓑ,Ⓓ

　　急性呼吸障害　　　観察：①,④,⑤
　　　　　　　　　　　評価：Ⓐ,Ⓓ,Ⓒ

　　熱射病　　　　　　観察：⑥,⑦,⑧
　　　　　　　　　　　評価：Ⓕ,Ⓗ,Ⓖ

B. 判断にもとづく対応の選択

「判断」は次の行動や対応を選択する際の根拠として使います。観察しただけ、評価しただけの状態では行動を選択することはできません。判断するということは、「だからどうする」を意思決定することです。意思決定、あるいは決断を下すという行為にはある種の覚悟が必要だったり、場合や人によっては勇気を出す必要があるかもしれません（特に変化が大きい場合）。

表10 ● 初期評価に基づく判断と、判断に応じて選択するプラン（患者安全信号機）

初期評価に基づく判断	選択するプラン 患者安全信号機	プランの説明
変化がない（心停止を心配する必要がない）	プラン緑（予定通りの看護を実行する）	患者の状態に「変化がある」と仮説したプランBで患者のところに行ってパッと見判断で意識ありと判断し、全体観察で変化がないと判断し、さらに患者に接して行った初期評価でも変化がないと判断できれば、予定された看護実践を実行する
変化の懸念がある	プラン黄色（予定された看護は中断する）	「変化がない」と判断する自信がなければ「変化の懸念がある」と判断し患者をアセスメント（問診、身体診察、バイタルサインなど）する。「変化がない」と判断し直せばプラン緑を選択。懸念が払拭できなければ経過観察（次の詳細な評価をスケジュール）する
最初の変化がある（心停止まで6～8時間の猶予がある）		変化の詳細なアセスメント（問診、身体診察、バイタルサインなど）を行う。変化の原因を検索し対応する（看護実践で対応する・医師にI-SBAR-Cで報告し対応策を提案する）
急な変化がある（2～3時間で心停止に陥る）	プラン赤（予定された看護は中止する）	病院・病棟のルールに従い、変化への対応を開始する。その場に居合わせるメンバーに応援を求め、酸素・モニタ・点滴やAED・救急カートを要請する。人が集まったらチームをつくり使える資源を活用し原因検索、呼吸循環の安定化を図り心停止を回避する

　患者のところに行って行う初期評価の目的は、**第1章-1 図2**の最初の変化・小さな変化に気づき適切な対応をとることにあります。初期評価に基づく判断と、判断に応じて選択する行動のプランの関係を**表10**（患者安全信号機）にまとめました。

「変化がない」と判断した場合

　初期評価で「変化がない」と判断すれば、そのまま予定された看護を実践します。それがプラン緑になります。病棟に入院している患者の多くはプラン緑で対応できると思われますが、ただ機械的に患者のところに行きそのまま看護業務を行うのではなく、患者ごとに頭を整え「変化がない」ことを確認しプラン緑を選択して看護実践を行う習慣を共有している病棟は、患者にとって安全で、安心・信頼される看護が実践できると考えられます。

「変化の懸念がある」場合

　初期評価で「変化がない」とは言い切れない場合がありますが、そういう状況では「変化の懸念がある」（プラン黄色）と判断し、そのまま予定された看護を行うのではなくいったん看護を中断し、患者をアセスメント（問診、身体診察、バイタルサインの測定など）し、懸念が払拭されれば予定された看護を再開します。変化の懸念が続く場合は、経過観察の予定を立て一定時間の後再度初期評価を行います。「変化がない」あるいは「変化があ

る」を区別できるようになるまで経過観察を継続して行います。

「最初の変化がある」場合

初期評価で「最初の変化がある」場合は、それがプランBの心停止につながる最初の変化かどうかを詳しくアセスメント（問診、身体診察、バイタルサインの測定など）し臨床推論（急変につながる最初の変化の原因を同定する）を行います。アセスメントしたらその結果をI-SBAR-Cでリーダーや医師に報告し対応策を提案します。

「急な変化がある」状況

患者のところに行くとすでに「急な変化がある」状況に遭遇することがあります（第1章-2 図2）。「急な変化がある」と判断したら、病院・病棟のルールに従い変化への対応を開始します（最初の行動は応援要請）。独りで状況を判断したり、どうすればよいのかを考えている余裕はありません（第1章-2 図1の心停止に向かって急激に変化します）。その場に居合わせるメンバーに応援を求め、酸素・モニタ・点滴やAED・救急カートを要請したり準備を開始します。人が集まったらチームをつくり、その場にある資源（人、資器材など）を有効活用し、呼吸循環動態の安定化を図り心停止を回避しながら、急変の原因を検索し原因への対応を準備します。

Quiz ⑩

患者の初期評価で「変化の懸念がある」と判断した際の対応で誤っているものはどれか。

Ⓐ 「大丈夫ですか？」と問いかけると元気そうな表情で「大丈夫です」という返事があったので「変化がない」と判断し直し改めてプラン緑を選択した。

Ⓑ 「大丈夫ですか？」と問いかけたり、呼吸音をきちんと聴診し、特に異常な音がないことを確認し、橈骨動脈を触れてみると脈の異常はなく皮膚も湿潤はなかった。しばらくすると変化の懸念の観察事項も消失したので、その場で「変化がない」と判断し直してプラン緑を選択した。

Ⓒ 「大丈夫ですか？」と問いかけたり、呼吸音をきちんと聴診し、特に異常な音がないことを確認した。顔色や表情の印象からは変化の懸念を払拭できないので、15分後に再度訪室しパッと見判断、全体観察と初期評価をくり返し行うことにした。

Ⓓ バイタルサインを測定し、念のために心電図と胸部X線写真と血液検査のオーダーをもらい、その結果が出たら医師にチェックしてもらうことにした。

Quiz⑩の解説

「変化がない」と「変化がある」の判断に比べると、「変化の懸念がある」はグレー（白黒でない・はっきりしない）な判断になります。「変化の懸念がある」は結局は白（「変化がない」）に終わるかもしれませんが黒（実際は「変化がある」、経過を追うと「変化がある」になる）の前兆のことがあります。

Ⓐのように自分で感じた変化の懸念を患者の「大丈夫です」という反応で打ち消してしまうと、**第1章-2 図2**の急変を招くことになります。変化の懸念があると、大丈夫かどうかを判断するのは看護師の役目であり、判断はアセスメントにより行います。例えばⒷのようにプラン黄色を選択し簡単なアセスメントを行います。アセスメントでは新しい情報が得られるたびに、観察・評価・判断のサイクルを回し続けています。アセスメントしているあいだに病状が安定し、この状態なら「変化がない」（変化がないのでプラン緑を選択する）と判断できる場合もあります。

Ⓒは「変化の懸念がある」と判断し、その場での簡単なアセスメントでは「変化がある」とまでは言い切れないので、15分程度（事例によっては30分、60分後）の間隔をおいて患者のところに行ってパッと見判断、全体観察と初期評価をくり返すことで変化の有無を判断する方法です（いわゆる経過観察）。経過観察は変化の懸念がある患者に対し、パッと見判断・全体観察・初期評価を目的に訪室するスケジュールをたて、「最初の変化」を確実に判断するために行います。

Ⓓは問診、身体診察、バイタルサインの測定やパルスオキシメーターの値の確認、簡易血糖検査などを行わずに、心電図、胸部X線写真と血液検査をオーダーしているところに問題があります。プラン黄色で問診、身体診察により臨床推論をすすめ鑑別診断の精度を上げるアセスメントの技能は、患者を急変させないための最も重要な看護実践技能になります。

正解　Ⓐ、Ⓓ

患者に接したら

- パッと見判断、全体観察、療養環境の観察に続いて、患者に接したら初期評価を行います。
- パッと見判断で意識がないと判断した場合はBLS評価を開始します（肩をゆすりながら「大丈夫ですか？」など）。
- パッと見判断で意識はあるが全体観察で変化がある場合は、患者に接して気道・呼吸・循環・意識の変容・外表をアセスメントします。
- 初期評価では感覚を用いて患者の気道・呼吸・循環・意識・外表の変化の判断とその緊急性を判断します。
- 初期評価は、1）プランBの最初の変化を観察する、2）観察したことを専門用語に置き換える、3）いくつかの専門用語が示唆する病態を思い付く（判断）の3つの順に行います。
- 判断したことを他の看護師や医師と共有し、判断に応じた行動を選択します。
- 初期評価による変化の判断ととるべき行動の選択のルール（患者に接するときはルーチンで使うプログラム）が「患者安全信号機」になります。
- 「患者安全信号機」は、「急変させない患者観察テクニック」の中心的な役割を担っています。

第3章
「急変させない
　患者観察テクニック」
のツール

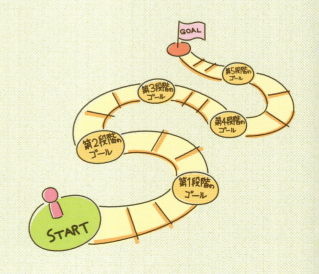

山登りにはさまざまなツール（ウエア、靴、リュック、杖、雨具、ロープなど）が必要になります。ツールをうまく利用すれば安全・確実に山頂に到達するができます。この章では「急変させない患者観察テクニック」で使用する14のツール（知識カード）についてそれぞれ目的と使い方を説明します。

　急変させない患者観察テクニックは全部で6つの段階（ナースステーションで頭を整える、患者のところに行く、患者に接する、選択した看護を実践する、看護記録、振り返り）で構成されています。それぞれの段階は3つの手続きで構成されているので、看護実践はそれぞれ3つの手続きからなる段階が6つ重なった、すなわち3×6＝18個のセル（区画）からなるすごろくのようなゲームと考えることができます。ゲームのルールは、①最初のセルから最後のセルまで順番に、②各段階のゴールを達成しながら、その結果、③全体のゴールを達成すること、の3つです。ゲームを攻略する戦略は3つあります。1つ目は全体のゴールを達成するために下位の段階・セルをゴールから逆順に計画すること、2つ目は知識カードを使って一つひとつの段階をクリアする具体的な方法を考えること、そして3つ目は自分が18個のセルのどこにいるのかとその段階のゴールは何なのかを常に意識することです（その段階のゴールを達成するためにセルのタスクを実行します）。

　カードの使い方をマスターすれば「急変させない患者観察テクニック」は確実に習得できます。第3章は看護実践のツールとしての知識カードの目的と使い方を理解し、第4章、第5章に進む準備を行います。

第3章 「急変させない患者観察テクニック」のツール

1. 「急変させない患者観察テクニック」というプログラム

　「できる」看護師の頭のなかには「急変させない患者観察テクニック」というプログラム（アプリケーション、アプリ）がインストールされていて、患者のところに行くたびにプログラムを使って情報を処理している、とみなすことができます。そのプログラムはどんな患者にも対応できます。例えば、患者の情報（カルテ、入院計画書、指示簿、プログレスノート・看護記録、申し送りの内容など）を入力すると、患者の病状を正しく認識したうえで起こりそうな変化を予測したりプランBを組み立てるために、低酸素血症あるいはショックによる心停止から逆算した症状やサインの変化のプロセスを組み立て、患者のところに行って気づくべき最初の変化をリストアップしてくれます。そして、患者のところに行ったときにはプログラムが作動しパッと見判断、全体観察と初期評価を行い、判断に応じた行動の選択を出力してくれます。行動の選択肢は「プラン緑」「プラン黄色」と「プラン赤」があり、プランに従って行動したあとは行動の結果の妥当性と看護実践のプロセスを検証し、一連の過程を看護記録として作成します。

　本書ではこのような「できる」看護師の頭のなかにある「急変させない患者観察テクニック」という複雑なプログラムを、学びやすく臨床でも実践しやすくするために以下の工夫を加えました。1つ目は患者のところに行って看護を実践するというプロセスを台本（演劇や映画の台本）にしたこと、2つ目は患者観察テクニックをツール化（道具としていつでもどこでも利用できる）したことです。台本と道具の関係は演劇の台本と舞台の小道具の関係に例えることができます。看護師が患者のところに行って看護を実践するプロセスも台本と小道具（ツール）を使って行う一連の過程とみなすことができます。

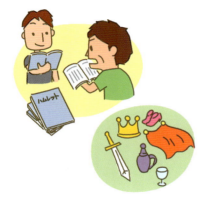
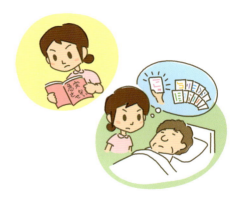

ここでは「急変させない患者観察テクニック」というプログラムを台本にするとどうなるか、入院患者に対して行う看護実践の台本と「急変させない患者観察テクニック」の台本との関係、そしてツールとその使い方について説明します。

1 患者観察テクニックの構造（台本）

　第2章、第3章で説明したことを図1にまとめます。患者のところに行くときは、まずナースステーションで患者の情報に目を通し、患者の病状を正確に認識したうえで起こりうる変化を予測します。プランBを策定し患者のところに行ったときの看護実践をリハーサルします。頭を整えたら患者のところに出発し病室に入り患者に近づきながら、パッと見判断、全体観察と療養環境の観察を行います。患者に接したら初期評価を行い、「変化がない」「変化の懸念がある」「変化がある」を判断し、それぞれの判断に応じたプランを選択します。そして、選択したプランの看護を実践します。これら4つの段階は、積み木やマンションを建築するときのように下から上方向に順番に積み重ねていきます（図1の「患者観察テクニックの台本」でもまず第1段階からはじめ、第2段階、第3段階、第4段階を積み上げていきます）。

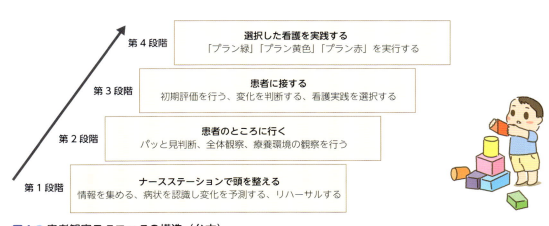

図1 ● 患者観察テクニックの構造（台本）

2　看護実践の単位に患者観察テクニックを組み込む

　1回の訪室につき1人の入院患者に提供する看護実践を「ナースステーションで頭を整え、患者のところに行って看護を実践し、ナースステーションに戻って看護の過程を記録し、看護実践能力を向上させるために振り返りを行う」という単位としてとらえると、看護実践の単位は図2の6つの段階で構成されたパフォーマンス（看護実践の単位の台本を使ったふるまい）として理解できます。入院患者を受けもつ看護師は、一人ひとりの患者に診療の補助・療養の世話を行うたびに6つの段階からなる看護実践をくり返し行います。この看護実践（図2）に「急変させない患者観察テクニック」（**第1章-4 図1 p62**）を組み込むことで、看護師は患者の安全を担保する方法、すなわち診療の補助・療養の世話に加えて3つ目の責務である<u>異常の発見と対応の学習をより効果的に、より効率的に、そしてより魅力的に</u>することができます。

　看護実践の単位で考えると、看護技術は患者に接して「患者の病状に変化がない」場合に行う「プラン緑」の看護実践として学ぶことが可能になります。従来の看護技術の指

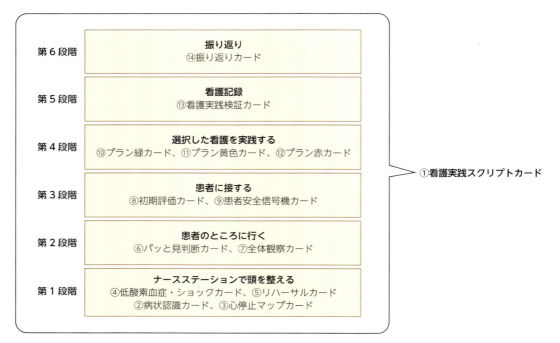

図2●看護実践の単位の台本

導（教授）は患者の文脈（実際の患者がもつストーリーや多様性）から切り離されて行われてきましたが、看護実践の単位のなかで教授することで患者の文脈を意識し、患者の変化の発見と対応までを想定した状況のなかで看護技術を看護実践として学ぶことが可能になります。

　看護実践の単位（図2）は看護師の業務である診療の補助・療養の世話・異常の発見と対応のすべての要素を含んだ真正性[※1]の高い学習環境の設定に有用です。学習が真正であるほど学習成果は現場に転移されやすくなります。第4～6章では看護実践の単位に患者観察テクニックを組み込み、学習者にとって真正性の高い設定でデモンストレーション、練習とテストを行います。

3　看護実践の単位と仕事をサポートするツール

　図2には本書の使い方-1 表1（p12）で示した「急変させない患者観察テクニック」で用いるツール（①～⑭の「知識カード」と呼びます）がすべて含まれています。14のツールは「急変させない患者観察テクニック」を中心とした看護実践単位の学習を支援する教材ですが、利用場面はそれだけにとどまりません。学習を終えてから現場で看護を実践する場合は、仕事の段取り（ブリーフィング）から仕事を終えての振り返り（デブリーフィング）までの仕事を支援するツール（ジョブ・エイド）として活用することができます。本書がめざしている学習の目的は、「急変させない患者観察テクニック」を使って安全で安心・信頼できる看護師に成長することにあり、目的を達成するために看護実践そのものを教材化しています。

　第3章-2では、「急変させない患者観察テクニック」を使った看護実践のしかたを学びやすくするツール（と同時に仕事を支援する補助ツール：「知識カード」）とその使い方について説明します。

※1　**真正性**：看護教育を行うにあたっては、臨床の看護実践と見間違うような（本物そっくりな、真正性が高い）学習環境を教室や実習室に再現するほど学習の効果は高まる。逆に臨床の看護実践が感じられない学習環境では学習者の動機づけは難しいうえに学習の効果も期待できない。本書は教室での学習の真正性を高めるゴールド・メソッドを用いてデザインした。

2. 知識カードとその使い方

1 「ナースステーションで頭を整える」ために使用する知識カード

①看護実践スクリプトカード

説明

- 看護師の仕事の単位と進め方・手順を示します。看護を実践するたびに1〜6の段階を踏み、そのなかで「急変させない患者観察テクニック」を使うことになります。
- 看護実践のたびに「急変させない患者観察テクニック」を用いることで、患者安全を担保し「急変させない看護実践」が可能になります。
- 「急変させない患者観察テクニック」を端折ることは患者安全を損なうことになります。

使い方

- 看護実践スクリプトカードは看護実践を行う際の全体マップとして使用します。
- 患者を訪室して看護実践を行う際にはまず看護実践スクリプトカードを思い出し、第1〜6段階の手順とそのなかで行うこと（情報を集める、処理する、判断する、選択する、行動する）を確認します（看護実践の段取りを付ける）。
- 患者のところに行ったら、「いま自分はどの段階にいるのか」をモニタします。
- 同時に「知識カードは順番にもれなく使っているか」もモニタします。

❶看護実践スクリプトカード

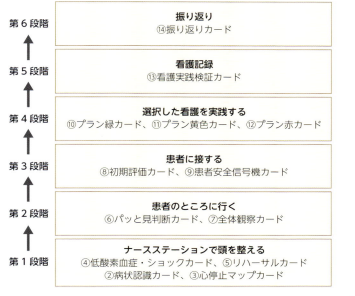

© 日本医療教授システム学会

②病状認識カード

説明

- 勤務に入るたびにそのときの患者の病状（とその変化）を正確に認識したり認識を更新します。
- 病状の認識はカルテ、プログレスノートや看護記録、指示簿、申し送りの内容などを情報源に頭の中で組み立てます。
- 病状認識カードには、たくさんの情報を分類して整理し、病状を認識するときに何をチェックすればよいのかの説明と、評価のしかたをチェックリストとしてまとめました。
- 病状認識のトレーニングは、太字の項目からはじめるとよいでしょう。
- 病状認識カードのチェックリストの □ にチェックを入れながら、総合的に「この患者が入院中に心停止に陥るリスクはどの程度なのか」を判断します。

使い方

- 患者の情報を見たり聴いたりするとき、次のように自問しながら問に対する答えに関連する情報に着目します。

- ▶ 診断:「もともとどんな病気にかかっているのか?」「入院する原因になった疾病は何か?」「その疾病はどれくらい病気が進んでいるのか(重症なのか)?」
- ▶ トレンド(傾向・推移):「最近2～3年はどれくらい病院に来ているのか?」「そもそもどういう経過で入院になったのか?(入院までの現病歴のトレンド)」「入院後の経過は順調なのか?(入院後経過のトレンド)」「毎日の入院生活はどうなのか?」
- ▶ 生理的予備機能:「呼吸の状態はどれくらい維持されているのか?」「心不全の症状やサインはないか?」
- ▶ 予期せぬ心停止の原因:「低酸素血症から心停止につながるリスクや原因はないか?」「出血性の素因や出血性合併症のある手技を受ける予定はないか?」「アレルギー歴が不明な薬剤は投与しないか?」「感染症がないか?」「エア・トラップが起きる病態(肺気腫で肺炎、喘息重積発作)はないか?(緊張性気胸)」「生活習慣病で心筋梗塞になるかもしれない」「心不全の原因となる病態はないか?(不整脈、弁膜症)」

● 患者の病状を把握しながら、そして過去に経験した患者から得た教訓や知識を思い出しながら、チェックリストの □ にチェックを入れ以下のように判断を行います。

- ▶ 例:過去数年と現病歴のトレンドは安定していて(中年女性、自転車で転倒し鎖骨骨折)、入院して行う医療にもリスクはないので(鎖骨骨折の手術)、安定した入院生活を送り予定通りに退院するだろう。
- ▶ 例:入院までの現病歴のトレンドは不安定で(糖尿病のコントロール不良)、それが原因で入院になったので(高血糖、蜂窩織炎)、入院中も変化(敗血症)があるかもしれない。
- ▶ この2年のトレンドでは日常の活動性の低下(労作時の息切れ)があり最近は急な症状(夜間の呼吸困難)が出現しトレンドは悪化傾向にある。緊急入院となり治療を開始したが反応はよくない(入院後経過のトレンドも上向きになっていない)。呼吸機能も心機能も予備能力が低下していて、低酸素血症あるいは心原性ショックからの心停止も予測する。

● 次の変化が予測される患者では、③心停止マップカード、④低酸素血症・ショックカードを使って症状・サインが変化するプロセスを推測します。

❷ 病状認識カード

分類	項目*	病状に関するチェック項目	評価のチェックリスト
診断	現在治療中の主な疾患名	疾患名 疾患の合併症	☐ 疾患について患者・家族に説明できる ☐ 症状やサインがなぜ生じるのか病態が説明できる ☐ 死因につながる合併症や身体障害の説明ができる
	入院の目的：診断、重症度、入院中の心停止のリスク	診断と疾病の重症度 検査値・画像の異常 疾病の重さ・検査・治療・手術による心停止のリスク	診断と重症度、検査・治療・手術の心停止のリスク ☐ 入院中の心停止のリスクは考えにくい ☐ 入院中に心停止になるリスクがある
トレンド（傾向・推移）	過去2〜3年のトレンド	通院や入院回数の増加、ADLの低下、体重減少・増加	☐ 安定している ☐ 不安定（悪化・改善をくり返す） ☐ 悪化傾向
	入院までの現病歴のトレンド	症状増悪、合併症発症、内服治療の強化、検査・画像所見の悪化	☐ 安定している ☐ 不安定（悪化・改善をくり返す） ☐ 悪化傾向
	入院後経過のトレンド	全体観察・バイタルサインの推移、順調な経過からのズレ、合併症・副作用の発症	☐ 安定している ☐ 不安定（悪化・改善をくり返す） ☐ 悪化傾向
	入院生活のトレンド	全体観察、療養生活（食事、会話、トイレ、シャワー、睡眠、参加）の意欲、気分、行動	☐ 安定している ☐ 不安定（悪化・改善をくり返す） ☐ 悪化傾向
生理的予備能力	呼吸機能	いつもの生活での呼吸機能、酸素消費量が増加したときの代償・症状	☐ 安定している ☐ 不安定（悪化・改善をくり返す） ☐ 日常生活の質が低下してきている
	心血管系の機能	ADLの低下、酸素消費量が増大したときの代償・症状	☐ 安定している ☐ 不安定（悪化・改善をくり返す） ☐ 日常生活の質が低下してきている
予期せぬ心停止の原因	**低酸素血症**（上気道の閉塞、下気道の酸素化能低下）	呼吸回数の増加傾向、努力様呼吸の出現・増強、起座呼吸の出現・悪化	☐ 呼吸は安定している ☐ 呼吸の変化の症状・サインがある ☐ 症状・サインは増悪傾向にある
	循環血液量減少性ショック（出血、脱水、腹膜炎、熱傷）	出血・脱水などの原因・可能性の存在、全体観察・身体所見の経過、尿量の推移	☐ 循環は安定している ☐ 原因がなく可能性はない ☐ 原因があり可能性がある
	血管分布異常性ショック（アナフィラキシー、敗血症）	アナフィラキシー：抗原への曝露の可能性 敗血症：呼吸器・消化器症状	☐ 循環は安定している ☐ 抗原への曝露の機会がある ☐ 感染症・感染巣がある
	心外閉塞性ショック（緊張性気胸、肺塞栓、心タンポナーデ）	緊張性気胸：気道内圧の上昇、外傷 肺塞栓：安静・長期臥床などの誘因	☐ 誘因や原因はなく可能性は少ない ☐ 誘因や原因があり可能性がある ☐ 緊張性気胸ではないことを説明できる
	心原性ショック（心筋梗塞、重度不整脈、弁膜症）	他のショックの原因が否定されるショック、症状のある不整脈の存在、発作性の不整脈の既往	☐ 心拍出量が適切かどうかの評価ができる ☐ 心拍出量が低下する既往症や基礎疾患がない ☐ 心拍出量が低下する既往歴や基礎疾患がある

＊太字は必ずチェックすべき項目

©日本医療教授システム学会

③心停止マップカード

> **説明**

- 心停止の原因と心停止にいたる時間経過（心室細動、窒息、呼吸の変化にはじまる経路、循環の変化にはじまる経路）をまとめました。
- 看護実践では、呼吸の変化、または、循環の変化がはじまると、その6～8時間後には心停止になっているかもしれない、という事実をいつも念頭においておきます。
- 呼吸の変化が進むと、急性呼吸障害という状態を経て急性呼吸不全に至ります。急性呼吸障害と急性呼吸不全については④低酸素血症カードの項で説明します。
- 循環の変化が進むと、急性循環障害という状態を経て急性循環不全（ショック）に至ります。急性循環障害と急性循環不全については④ショックカードの項で説明します。
- 急性呼吸不全（血液中に酸素が取り込めない）あるいは急性循環不全（心臓から全身に血液が送れない）が進むと、全身の臓器・細胞への血流に依存した酸素の供給ができなくなり、急性呼吸不全と急性循環不全を合併した状態（頻呼吸が徐呼吸になる、下顎呼吸が出現する、頻脈が徐脈になる、ぐったりする、閉眼する・視線が虚ろになる）となりすぐに心停止に陥ります。

> **使い方**

- 心室細動、窒息、呼吸の変化にはじまり心停止にいたる経路、循環の変化にはじまり心停止にいたる経路を思い出し確認するために用います。
- 入院患者の心停止では心室細動は少なく、心停止後の蘇生で心停止前の状態に復帰することは期待できません。
  - 心室細動や窒息では心停止後にすぐに蘇生すれば社会復帰のチャンスがあります（心室細動による心停止では80％の社会復帰率が期待できます）。
- 急性呼吸不全と急性循環不全を合併した状況は救命の最後のチャンスです。
  - まず高濃度高流量の酸素投与とバッグバルブマスクを使った陽圧換気を開始しなければ心停止は避けられません。酸素投与と陽圧換気をしながら蘇生を指示します。
- 急性呼吸不全や急性循環不全は多くの場合患者急変として発見されます。
  - 急性呼吸不全では気管挿管による人工呼吸管理が必要になり、急性循環不全では輸液・輸血、緊急の止血術などが必要になり、一般病室から集中治療室へ移動する場合が多くなります。
- 急性呼吸障害や急性循環障害では病室での検査や処置で回復するチャンスが高い状態と考えられます。

- 呼吸の変化や循環の変化に気づくことが患者にとって最も安全な看護実践になります。

補助カード

心停止マップカードのなかに使われている用語、呼吸の変化、急性呼吸障害、急性呼吸不全と循環の変化、急性循環障害、急性循環不全の定義、意義、判断と選択はよく理解し、きちんと暗記し、その知識をすぐにとり出せるように頭に収納しておくことが必要です。また判断に応じてどのように行動するのかのルールも覚えておく必要があります。

本書のなかでも説明していますが、呼吸の変化、急性呼吸障害、急性呼吸不全の病態を補助カードAにまとめました。同じく循環の変化、急性循環障害、急性循環不全の病態を補助カードBにまとめました。また補助カードAと補助カードBを使って対応する際の3つのルールを表1にまとめました。

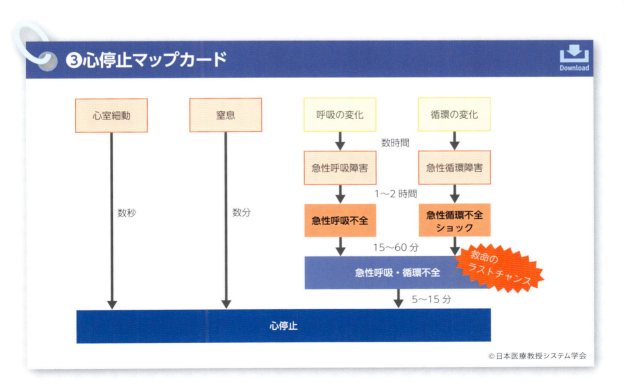

❸心停止マップカード

③心停止マップカードの補助カードA ● 呼吸の変化、急性呼吸障害、急性呼吸不全の病態

	呼吸の変化がある	急性呼吸障害がある	急性呼吸不全がある
定義	〈呼吸困難がある〉or〈呼吸回数の異常がある〉or〈呼吸音の異常がある〉	〈呼吸の変化がある〉and〈SpO$_2$の低下がある〉and〈酸素投与でSpO$_2$が改善する〉	〈呼吸の変化がある〉and〈SpO$_2$の低下がある〉and〈酸素投与でSpO$_2$が改善しない〉
意義	呼吸の変化があれば、心停止マップの経路がはじまったことを意味する（発熱、運動などによる生理的な呼吸の異常は除く）	呼吸の変化がありSpO$_2$の低下がある。酸素投与でSpO$_2$は改善するが心停止マップで心停止に時間的に近接している	酸素投与だけではSpO$_2$の改善は見込めない。高度な気道確保と陽圧呼吸を行う必要がある
判断方法	いつもと比べ、肩で息をしている・頸の筋肉（呼吸補助筋）を使っている（呼吸困難）、呼吸が速い・遅い、ゼイゼイという音が聴こえる、のいずれかがあれば呼吸の変化があると判断し、必要な対応策を選択する	定義の通りに判断する。呼吸の異常がある傷病者のSpO$_2$が低いことを確認し、酸素投与で改善すれば〈急性呼吸障害〉と判断し、必要な対応策を選択する	定義の通りに判断する。呼吸の異常がある傷病者のSpO$_2$が低いことを確認し、酸素投与で改善しないとき〈急性呼吸不全〉と判断する。必要な対応策を迅速に選択し実行する
選択	呼吸の変化があると判断したら、呼吸障害か呼吸不全かを鑑別する行動を選択する。呼吸不全の可能性を考え酸素投与を選択し開始する	適切な気道管理と酸素投与を選択し、それぞれ適切な方法・手技で実行する。詳細な評価・鑑別診断を開始する	高度な気道確保と陽圧呼吸の準備を開始する

③心停止マップカードの補助カードB ● 循環の変化、急性循環障害、急性循環不全の病態

	循環の変化がある	急性循環障害がある（代償性ショック）	急性循環不全がある（非代償性ショック）
定義	循環の変化の原因の存在が疑われる状況で、末梢循環の低下、あるいは中枢神経の酸素供給が低下している症状や所見があれば循環の変化があると考える	〈顔面蒼白（視診）〉and/or〈冷汗（視診）〉and/or〈皮膚冷感（触診）〉があれば、その状態を〈ショック〉と定義する。血圧が保たれていれば代償性ショックと判断する	〈ショック〉で〈血圧低下（測定）〉があれば、その状態を〈非代償性ショック（血圧が低下したショック）〉と定義する
意義	循環の変化があれば、心停止マップの経路がはじまったことを意味する	ショックで収縮期血圧が保たれている状態は代償性ショックという	非代償性ショックは心停止にきわめて近接した状態であり、あっという間に心停止に至る危険がある。即座に行動を起こす
判断方法	いつもと比べ、顔色が悪い、皮膚温が冷たい、意識の変容（ぼーっとしている、混乱しているなど）があれば循環の変化の疑いがあると判断し、詳細な評価でショックの原因を検索する	定義の通りに判断する。ショックの診断は視診と触診のみで行う。血圧測定は不要。ショックと判断した時点ですみやかに血圧測定を実施する。〈ショック〉and〈収縮期血圧が100mmHg以上〉なら〈代償性ショック〉と判断する	定義の通りに判断する。血圧測定は必須。〈ショック〉and〈収縮期血圧が100mmHg未満〉なら〈非代償性ショック〉と判断する。〈非代償性ショック〉なら〈すぐに心停止になる〉と判断する
選択	循環の変化が疑われたらショックの前駆状態を考え、ショックの原因検索を開始する（選択する）。選択してはいけないこと：意識の変容の原因を精神疾患・認知症と認識してしまうこと	ショックの鑑別診断と酸素投与を開始する。鑑別では循環血液減少性、心原性、閉塞性、血液分布異常性を区別する	非代償性ショックの状態の患者に最も安全な高度な救命処置（ショックの原因に対する治療）ができる場所を選択。移動は早期に決断する

表1 ● 補助カードA・Bの使い方・対応のルール

ルール	内容	説明
ルール1 いまどこか	補助カードA・Bの病態を使って呼吸、あるいは循環の変化、障害、不全を区別する。**心停止に至る経路のどの位置にいるのかを特定する**	初期評価で呼吸の変化や循環の変化があると判断したら、頭の中の心停止に至る経路を読み出し、患者がどこに位置するかを同定し、患者の命のもち時間を推測する
ルール2 時間を管理する	心停止に至る経路のどこにいるかを特定したら、**心停止までの近接性を推測し、変化への対応を開始し時間管理と記録を行う**	患者の詳細な評価と判断に応じて対応プランを決める。自分の限界を超えていれば「応援を要請する」を設定する
ルール3 優先順位を決める	患者の予後改善・救命に最も効果がある処置を選択する。**優先順位の高い処置を実行する**	心停止が近接した患者ではその場での対応が長引くと救命のチャンスは減少する。早いうちに根本的な処置・治療ができる場所に移動する

④低酸素血症・ショックカード

説明

- 心停止の最初の変化として観察される呼吸の変化・循環の変化から心停止に至るまでの症状・サインの変化を、低酸素血症の系列とショックの系列に分け示しました。
- 入院患者の心停止は救命が困難なので急性呼吸不全や急性循環不全〔血圧が低下したショック（非代償性ショック）〕にしないことが患者安全にとって最も重要な目的になります。
- 呼吸の変化や循環の変化のある患者ではこのカードを使って観察を行い、心停止に陥るまでに残された時間を頭に入れて対応を行います（心停止を想定し時間をカウントダウンしながら対応する）。

使い方

- ②**病状認識カード**で呼吸や循環の変化から心停止に陥るかもしれないと判断した患者の観察で用います。
- 患者を観察し最初の呼吸の変化や循環の変化があると判断した場合は次のように考え行動します。
  ▶ その時点から6～8時間後には心停止に至る可能性があると想定します。
  ▶ プラン黄色の対応を開始します（第2章-1 表10）。
- 患者を観察し急性呼吸障害や急性循環障害の状態と判断した場合は次のように考え行動します。
  ▶ その時点から2～3時間後には心停止に陥る可能性があると想定します。
  ▶ プラン赤の対応を開始します（第2章-1 表10）。

- 患者を観察し急性呼吸不全や急性循環不全の状態と判断した場合は次のように考え行動します。
  - ▶ その時点から1時間後には心停止に陥る可能性があると想定します。
  - ▶ 院内の緊急対応チームを要請します。
  - ▶ その場でできる対応を開始します。

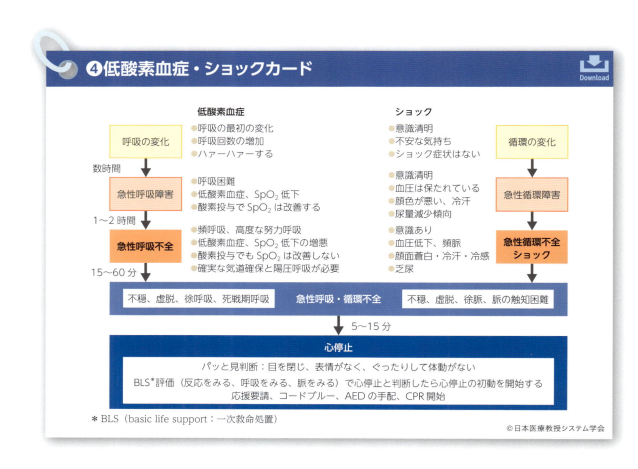

⑤リハーサルカード

> **説明**
> - **②病状認識カード**、**③心停止マップカード**、**④低酸素血症・ショックカード**の使用を前提に、患者のところに行って患者の状態を観察し、状態に応じたプランの選択を予習（リハーサル）するツールです。
> - ナースステーションで頭を整えて最後にリハーサルカードを使って病状から低酸素血症・ショックのどちらの原因による心停止の可能性があるかを考え、患者のところに行ったら何を観察すればよいのか、そのときはどのプランを選択すればよいのかを予習します。

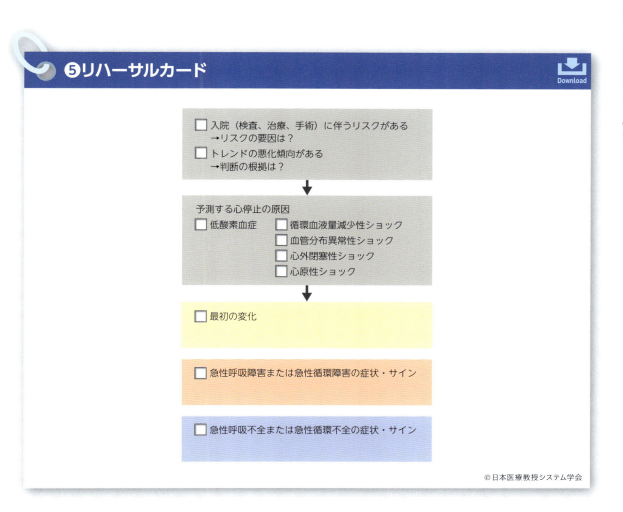

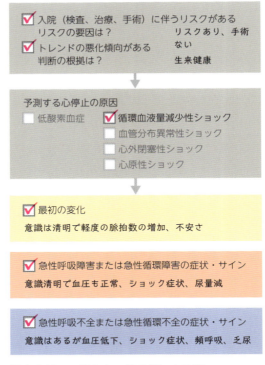

図1 ● リハーサルカードの使い方の例

> **使い方の例（図1）**

- 症例：48歳女性、胃がんで内視鏡的胃切除術を受けた。術当日の夜。手術時間はやや延長したが予定通りの手術を行った。ここ数年、健康問題はなく、胃がんは検診で発見された。
- 術当日の夜、患者のところに行くときのリハーサルカードの記入例（頭の中で記入してもよい）を図1に示しました。

2　「患者のところに行く」ときに使うカード

⑥パッと見判断カード

> **説明**

- 患者をパッと見て「意識がある」「意識がない」を瞬時に区別する方法がパッと見判断

です。

- 患者をパッと見て（ひと目で見て、見て一瞬で判断）、自分で目を開けていれば（自発開眼があれば）その患者は意識があると判断します。
- 患者をパッと見て、目を閉じていて、表情がなく、全身がぐったりしているときは意識がないと判断します（プランB、プランAは「寝ているのかな？」と希望的に観測すること）。
- 意識がない場合は心停止の可能性もあるのですぐに駆け寄り「大丈夫ですか？」と刺激を与え反応をみます（パッと見判断で意識がない場合に心停止かどうかを判断する方法をBLS評価といいます）。

その方法を「パッと見判断カード」にまとめました。

使い方

- パッと見判断は変化や急変の可能性のある患者を見たとき（患者のところに行く、救急外来の待合室の患者を観察する、CT検査中の患者を観察するなど）や患者の状態が急に変化したときに最初に行います。
- 緊急内視鏡検査を行っているときなど患者の急変が起きやすい状況ではパッと見判断を連続的に行い、目を閉じたり、表情がなくなったり、体動がなくなったときにはすかさずBLS評価を行います。

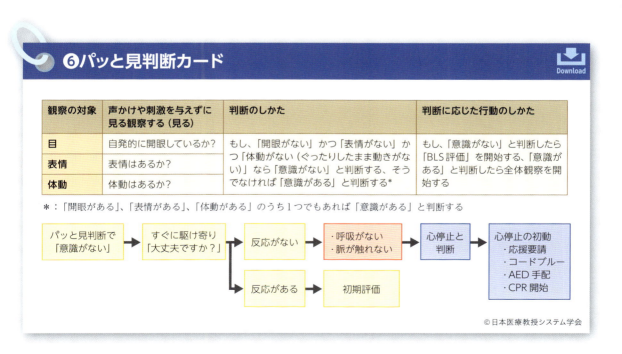

❻パッと見判断カード

観察の対象	声かけや刺激を与えずに見る観察する（見る）	判断のしかた	判断に応じた行動のしかた
目	自発的に開眼しているか？	もし、「開眼がない」かつ「表情がない」かつ「体動がない（ぐったりしたまま動きがない）」なら「意識がない」と判断する、そうでなければ「意識がある」と判断する*	もし、「意識がない」と判断したら「BLS評価」を開始する、「意識がある」と判断したら全体観察を開始する
表情	表情はあるか？		
体動	体動はあるか？		

*：「開眼がある」、「表情がある」、「体動がある」のうち1つでもあれば「意識がある」と判断する

パッと見判断で「意識がない」→すぐに駆け寄り「大丈夫ですか？」→反応がない→・呼吸がない ・脈が触れない→心停止と判断→心停止の初動 ・応援要請 ・コードブルー ・AED手配 ・CPR開始

反応がある→初期評価

© 日本医療教授システム学会

⑦全体観察カード

説明

- 全体観察は患者が無意識に表現するボディランゲージ（非言語コミュニケーション）を手がかりに患者の病状の変化をモニタする方法で、過去と現在の患者の病状を比較しながら「現在の病状に変化がない」、「変化の懸念がある」、「変化がある」を区別します。
- 母親が赤ちゃんの様子が変だ、というときに母親が使っている感覚的な判断も全体観察の1つといえます。
- これまで看護師の第六感あるいは勘と呼ばれてきた言語化されてこなかった技能に相当しますが、全体観察カードはこの技能を言語化したものと考えてよいでしょう。
- 言語化することで「できる」看護師の勘を共有することが可能になり、患者安全を担保する技能として教えたり学ぶことができるようになります。

使い方

- 全体観察で変化があるというためには過去のある時点と、今の全体観察の所見を比べる必要があります。
  - ▸ 「過去のある時点」と「今」は、例えば「昨日の朝」と今日の朝の「今」でも、「3時間前」と「今」でも、「1分前」と「今」でも構いません。昨日と今日の比較は急性期を脱して退院前の患者に当てはめることができますし、数時間前といまの比較は急性期の患者に適しています。また数分前と今の比較は救急外来で待っている患者のスクリーニングに適しています。
- 全体観察で観察するのは目（開眼しているかどうか）、視線（視線がしっかりしている、視線が定まらないなど）、顔色（頬や唇の色はいつもどおり、青い白いなど）、表情（こちらに関心がある、苦しそう、眉間にしわが寄っている、虚脱しているなど）、姿勢（いつものように背筋を伸ばして座っている、いすにもたれかかっている、グッタリしているなど）、呼吸のしかた（胸とお腹をリズミカルに使っている、頸の筋肉を使っている、肩で息をしているなど）になります。
- 全体観察は誰でもできますが（無意識のうちに行っています）所見の変化を言語化したり、「変化がない」「変化の懸念がある」「変化がある」の判断ができるようになるにはトレーニングが必要になります。

❼ 全体観察カード

観察の対象	観察すべき項目	観察したことを評価する	評価をまとめて判断する
開眼	自発開眼はあるか？	自発開眼があれば意識はある、AVPU*のAと評価する。目を閉じている場合は患者に接してVPUを評価する	評価したこと（いつもと同じ、いつもとは違う）を統合し、患者の全体観察から受けた印象として、いつもと同じなのか、いつもと違うのかを判断する。判断の根拠を言葉にして説明できる。「患者の全体観察」による判断をもって患者の初期評価を「⑧初期評価カード」を用いて行う
視線	目線はしっかりしているか？	「目は口程にもの」をいいます。視線が合うのか、視線が定まらないのかにより意識の内容がいつも通りなのか変化があるのかを評価する	
顔色	顔色は良いか？ いつもの顔色なのか？ 顔色不良はないか？	いつもの顔色なのか、いつもとは違い顔色が悪いのか、チアノーゼがあるのかを区別する	
表情	表情はあるか？ 不安そうか？ 辛そうか？ 苦しそうか？	いつもの表情なのか、いつもとは違う表情なのか、眉間にしわを寄せて苦しそうなのか、虚脱しているのかを評価する	
姿勢	いつもの姿勢か？ ぐったりしていないか？	背筋を伸ばしていつもの姿勢なのか、肘掛けに肘をかけてもたれかかっている、ぐったりしているのかを評価する	
呼吸運動	肩で息をしているか？ 呼吸回数は速くないか？	いつもの呼吸なのか、いつもの呼吸とは違うのかを区別する。やや距離をおいたところから見ても肩で息をしているのがわかればその時点で努力様呼吸（＝呼吸困難）と評価する	

＊A（alert：清明）、V（voice：声に反応がある）、P（pain：痛みに反応がある）、U（unresponsive：反応なし）

©日本医療教授システム学会

3 「患者に接する」ときに使うカード

⑧初期評価カード

説明

- 感覚器（目、耳、鼻、手）を使った観察項目と観察のしかたを**第2章-1 表6**にまとめました。また**第2章-1 表6**を使って初期評価で気道の変化がある、呼吸の変化がある、循環の変化がある、外表の変化があると宣言するための評価のしかたについては**第2章-1 表8**に示しました。**第2章-1 表9**には初期評価で「変化がない」と評価するための方法をまとめました。これらの知識を再確認してください。

使い方

- 全体観察に続いて、このカードで初期評価を行います。
  - このカードは、**第2章-1**の**表6**、**表8**、**表9**の内容を1枚にまとめたものですから、まずはこれらの表を再確認してください。
  - このカードは、シミュレーション学習やOJT（on the job training）にも活用できます。

❽初期評価カード

	目で見て	耳で聴いて	鼻で嗅いで	手で触れて	評価
気道の観察	シーソー呼吸が ☐ **ある** ☐ ない	気道狭窄音が ☐ **ある** ☐ ない		☐ 気道の出口に手を当て空気の流れを ☐ **感じない** ☐ 感じる	太字の所見があれば変化ありと評価する
呼吸の観察	呼吸回数の増多や努力様呼吸が ☐ **ある** ☐ ない	聴診器がなくても呼気時に下気道狭窄音・喘鳴が ☐ **聴こえる** ☐ 聴こえない			太字の所見があれば変化ありと評価する
循環の観察	顔面蒼白、冷汗が ☐ **ある** ☐ ない		吐血・下血の臭いが ☐ **ある** ☐ ない	皮膚冷感が ☐ **ある** ☐ ない	太字の所見があれば変化ありと評価する
意識の観察	自発開眼が ☐ **ない**（AVPUでVPUを区別） ☐ ある			痛み刺激（肩を揺する、肩を叩く）で ☐ 開眼する（AVPUのP） ☐ **開眼しない**	太字の所見があれば変化ありと評価する
外表の観察	皮膚に発疹、発赤、創傷、出血などが ☐ **ある** ☐ ない			体温の異常、発汗の異常、握雪感が ☐ **ある** ☐ ない	太字の所見があれば変化ありと評価する

©日本医療教授システム学会

⑨患者安全信号機カード

説明

- プランBにそって患者訪室のプランを立てます（①**看護実践スクリプトカード**の「ナースステーションで頭を整える」）。
- パッと見判断と全体観察を行いながら患者に接したら初期評価を行います。
- 初期評価の判断に応じて、これから行う看護実践を選択するツールが患者安全信号機カードになります。
- 人間の認知だけだと思い込みによる錯覚が避けられません。
- この人間の弱点（ヒューマンファクター）を前提に、患者のところに行くたびに初期評価を行い、初期評価の判断に基づいて患者に最適な看護実践を選択するツールが患者安全信号機です。
- パッと見判断、全体観察、初期評価と患者安全信号機は連続する看護実践の方法です（患者に近づきながら行う評価という意味でズームアップ評価ともいえます）。

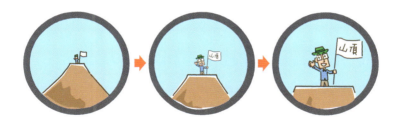

使い方

- 初期評価に基づく判断に応じて、プランを選択し（プラン緑、プラン黄色、プラン赤）、選択したプランを実行します。
- それぞれのプランについては 4 を参照してください。

❾患者安全信号機カード

初期評価に基づく判断	選択するプラン 患者安全信号機	プランの説明
変化がない （心停止を心配する必要がない）	プラン緑 （予定通りの看護を実行する）	指示簿にある予定された診療の補助・看護を実践する
変化の懸念がある	プラン黄色 （予定された看護は中断する）	患者のアセスメントを行い、経過観察を含めた次善のプランを組立てる
最初の変化がある （心停止まで6〜8時間の猶予がある）		詳細なアセスメントで変化の原因を検索し解決する
急な変化がある （2〜3時間で心停止に陥る）	プラン赤 （予定された看護は中止する）	病院・病棟のルールに従い、変化への対応を開始する

©日本医療教授システム学会

4 「選択した看護を実践する」ためのカード

⑩プラン緑カード

説明

- 看護実践で最も多く選択されるのがプラン緑です。
- プラン緑では予定された診療の補助・療養の世話として、看護技術を患者に最適化し安楽に行います。
- プラン緑カードには①**看護実践スクリプトカード**の第1段階、第2段階、第3段階をふんだうえで、第4段階で行う看護技術の進め方を示しました。
- 看護技術を患者に最適化する・安楽に行う・安全に行うために、「看護技術カード」（⑩**プラン緑カード**の**補助カードA**）と「技術実践カード」（⑩**プラン緑カード**の**補助カードB**）も併せて使用します。
  - これら2枚の補助カードは、実施する看護実践の目的に応じて必要なものを作成してください。一例として、「車椅子に移乗する」という看護実践で用いる補助カードを**表2、3**に示しました。

⑩ プラン緑カード

4段階の進め方	患者に説明する 不安・苦痛を評価する	患者に最適な方法を選択する	選択した方法を実行する 専門職として行動する
第4段階 プラン緑の チェックリスト	☐ 患者にこれから行うことを説明する ☐ 対話を通して不安などを評価する ☐ 看護技術のリスクと苦痛を評価する	☐ 手順とリスク低減技能を確認する ☐ 曖昧な点は**看護技術カード**で確認する ☐ 患者に最適化した技術実践を選択する	☐ **技術実践カード**を実行する ☐ 手順をふむごとに効果を確認する ☐ 患者の安全、安楽をモニタする
第3段階	患者に接したら初期評価を行い、患者安全信号機で判断に応じたプランを選択する ☐ ⑧初期評価カード　☐ ⑨患者安全信号機カード		
第2段階	患者のところに行き、パッと見判断と全体観察を行う ☐ ⑥パッと見判断カード　☐ ⑦全体観察カード		
第1段階	ナースステーションで頭を整える ☐ ②病状認識カード　☐ ③心停止マップカード　☐ ④低酸素血症・ショックカード　☐ ⑤リハーサルカード		

© 日本医療教授システム学会

---

⑩ プラン緑カードの補助カードA ● 看護技術カード

この看護技術の目的と手順：	看護技術カードは、確実・安全な「看護技術」の知識をまとめたものである．この欄には当該看護技術カードを使った看護実践の手順を記載する〔患者を確認する、指示を確認する、診療プランと指示の整合性を検証する、準備（物品、薬剤など）、副作用・合併症のチェック、後片付け（コスト請求）、看護記録までを俯瞰的に記述する、など〕

考える技能 （知的技能）	手を使う技能 （運動技能）	選択する技能 （態度技能）	危険・苦痛を回避する技能
以下の技能の内容を記載する ●**説明できる** 　なぜ必要なのかを患者が理解できるように説明する ●**準備できる** 　指示を確認したら物品をそろえ技術を実行する準備ができる ●**手順を知っている** 　技術の手順を述べることができる	以下の評価やテストの合格条件を示す ●トレーナーやモデルを使って技術を正しく実践できることが評価されている ●看護研修で技術実践技能のテストに合格している	以下の言動（ふるまい）を習慣として選択し実行している ●「急変させない患者観察テクニック」を使っている ●変化を予測しリハーサルを行っている ●3つの観察により変化がないことを判断しプラン緑を選択している ●患者の安全と安心を確保するために言動を選択している	技術に伴う危険と苦痛の原因をリストアップし、有害事象を回避する方法を予習する ●患者確認 ●指示確認 ●感染防御 ●基本技術確認 ●副作用・合併症の確認 ●苦痛・不快の確認 ●事前・事後の患者説明

前提として習得しておく知識・技能：	この欄には看護技術の前提となる技能（疾病について説明できる、解剖学的な位置・名称を同定できる、生理学・薬理学的な知識を使って説明できる・分類できる・例示できるなど）、教科書・リファレンスへのリンク、あるいは院内のマニュアルとその項目の確認などを記載する

⑩ プラン緑カードの補助カードB ● 技術実践カード

この技術実践におけるタスク（課題）：	技術実践カードは、実際に技術を実践するときの時間軸にそって何を実践するかを示したカードである．この欄には技術実践の開始から終了までのタスクを時間の系列に従って簡潔に記述する		
説明する **合意を得る**	**始める** **行動する**	**行動しながら振り返る** **次の行動を選択する**	**結果を評価する** **申し送る、記録する**
Point ● 説明しながら患者に不安がないこと、納得が得られたことを確認する ● 不安があればそれを解消し、患者の特性から看護技術と技術実践の方法・手順を患者に最適化する	Point ●「準備は完了したのでこれから始めよう」と意思決定する ● 技術実践をスタートする ● 患者に最適化した手順に従って行動する	Point ● 手順を1つ進めたら患者の反応、疼痛や苦痛を評価し、技術実践を調整する ● 技術を実践する自分と、技術を実践する自分をモニタするもう一人の自分の視点で、「次はこうする」「注意点は…」「安全・確実に実行できているか」を監視しながら技術実践を調整する（実践のなかの振り返り：reflection-in-action）	Point ● 技術実践を終えたら効果・有害事象を評価する ● 自分の役割を終えたら技術実践のプロセスと問題を申し送り引き継ぐ（ハンドオフ） ● 一連の技術実践を検証し看護記録を記載する
前提として習得しておく知識・技能：	この欄には技術実践の前提となる知識や技能を記載する（看護技術カードの内容を説明できる、技術実践に必要な看護について説明できる・患者に応用できる、患者の理解スタイルに応じた説明の仕方の工夫・ボディランゲージの理解、副作用や合併症が起きたときの対応プランに知識とプラン実行の手続き、など）		

表2 ●「車いすに移乗する」看護技術カード

「車いすに移乗する」技術とは：患者の状況から危険性・苦痛を予測し、技術を行う際の注意点をチェックリストにする。訪室したら⑨患者安全信号機カードを使い「緑」を確認する。チェックリストを使い危険・苦痛を回避しながら技術を実践する。技術実践のプロセスを記録する。業務を改善するプランを策定し実行する

考える技能 （知的技能）	手を使う技能 （運動技能）	決断する技能 （態度技能）	危険・苦痛を回避する技能
● 危険・苦痛：患者の状態から車いす移乗に伴う危険と苦痛をリストアップできる ● 危険・苦痛を避けながら車いすに移乗するプランを考えることができる ● リハーサルできる：患者を安全・安楽に車いすに移乗する手順をイメージできる	● 点検された車いすをとってきて、移乗しやすい位置におく ● 安全・安楽に患者を車いすに移乗できる ● 患者を車いすで安全・安楽に移送できる	● 変化があれば変化に応じたプランを選択し実行する ● 車いす移乗・移送では患者の不安・心配に共感し、不安・心配を解消する	● 患者確認、指示確認 ● 車いすの点検 ● 危険と苦痛を予測する ● 危険と苦痛を回避しながら車いすに移乗し移送する
前提となる教科書の知識：解剖学（座位・立位をとる、座位を保持する）、コミュニケーション（患者説明や不安の回避）、車いす（構造、移動速度、操作手順）			

表3 ●「車いすに移乗する」技術実践カード

「患者を車いすに移乗する」プロセスにおける観察・判断、選択、行動・技術実践の統合：
患者に車いすに移乗し移動することを説明し、納得した表情を確認したら、手続きを開始する

説明する 開始する	決断する 行動する	行動しながら振り返る 次の行動を選択する	結果を評価する 記録する
● 患者の状態が車いすの移乗と移動ができることを確認 ● 車いすに移乗・移動することを説明する ● 手続きを開始する ▶ 点検済みの車いすをとってくる ▶ 車いすを最適な場所におく ▶ 車いすをロックする	● 移乗を決断する ● ベッド上の患者を移乗に適した姿勢にする ● 車いすに移乗する ▶ アクションの説明 ▶ 動く・動かす ▶ 安全・安楽を確認する ▶ アクション終了 ▶ 次のアクションの説明 ▶ 動く・動かす ▶ 安全・安楽を確認する ▶ アクション終了 ▶ 移乗が完了するまでくり返す	● 行動しながら行動を振り返る（行動しながらの振り返り） ▶ 看護技術カード ▶ 技術実践カード ▶ チェックリスト ・これらを同時に活用し、リハーサル通りの行動ができているか ● 移乗、移動、ベッドへの復帰を完了する	● 体位変換、移乗と移送は安全・安楽にできたか ● 行動のなかで行った判断、選択の根拠、行動の結果とリスク低減の効果を判断し、記載する

技術実践の前提
技術カード「車いすの移乗技術」の知識、技術実践に必要な看護、患者とのコミュニケーション、体調変化が出現したときの対応プラン実行のための知識と技術がある

使い方

- ⑨**患者安全信号機カード**でプラン緑を選択したら、予定されている看護実践を開始します。
- 看護実践の目的と方法について説明し合意を得ます。
- 説明しながら患者の不安の要因を判断します。続いて、目的とする看護実践用の看護技術カードと技術実践カードに従って、手順を選択し組み立てていきます〔※患者に適するように微調整（最適化）は必要です〕。
- 選択し組立てた方法で看護技術を実践していきます。
- 手順をふむごとに効果と有害事象をチェックし安全な方法で技術を実践していきます。
- 看護実践が患者に与えた効果を評価しプラン緑の実行を終了します。

⑪プラン黄色カード

説明

- プラン黄色では最初の変化がある、あるいは変化の懸念がある患者のアセスメント（⑪**プラン黄色カード**の**太文字**）を行います。
- プラン黄色カードは初期評価で呼吸の変化がある場合と、循環の変化がある場合にどのようにアセスメントを行うかを示しています。
- アセスメントでは以下のプロセスで問題解決策を組み立てます。
    1）変化の原因を推論する
    2）変化の程度を評価する
    3）今後の変化の動向を予測する
    4）変化への対応策を考える
- アセスメントの結果と対応策の提案をI-SBAR-Cを用いて行います（リーダーや医師に対して）。

使い方

- プラン黄色カードには⑤リハーサルカードで「低酸素血症」あるいは「循環血液量減少性ショック」を予測した場合のアセスメントの手順と、看護師が行う処置およびI-SBAR-Cを用いた対応策の提案や報告のしかたをまとめました。
- 患者の変化や問題を発見したらプラン黄色カードを応用して、変化・問題をアセスメントし原因に対して根本的な治療を計画する一方で、変化の進展を食い止めたり今ある症状を軽減し安定化を図る処置を行います。

⑪ プラン黄色カード

詳細評価の情報源		仮説検証1		仮説検証2
初期評価		**呼吸の変化** ⑤リハーサルカードで心停止の原因が低酸素血症の場合で、初期評価で予想通りの呼吸の変化がある場合	**循環の変化** ⑤リハーサルカードで心停止の原因がショックの場合で、初期評価で予想通りの循環の変化がある場合	初期評価で⑤リハーサルカードで予測していなかった変化を認めた場合は仮説検証2を以下の手順で行う
詳細評価の目的		「低酸素血症」の症状やサインを手がかりにアセスメントを行い、何が起きたのかを推測し、変化の大きさを評価し、変化への対応を計画し、医師に報告する	「循環血液量減少性ショック」の症状やサインを手がかりにアセスメントを行い、何が起きたのかを推測し、変化の大きさを評価し、変化への対応を計画し、医師に報告する	「とりあえずの原因(診断)」を思い浮かべ、それを起点に推論のサイクル(仮説形成とその検証)を回し、妥当性の高い原因にたどりつく・診断する
アセスメントとその方法	問診	OPQRST*を問診しながら、何が起きたのか(病態)を推測する。肺炎が起きたと推測すれば、その症状や経過を問診する	医療に伴う出血の可能性を念頭に、症状とそのOPQRSTを問診し、出血源を推測する	とりあえずの原因についてOPQRSTを問診する
	身体診察	問診しながら推測した病態による身体的な所見があるかないかを診察し、推論の確からしさを評価する	問診で推測した出血源と、出血の所見があるかないかの身体所見を発見する、確認する	とりあえずの原因があれば観察される所見を視診、聴診、触診などで確認する
	バイタルサイン	問診や身体診察から何が起きたのかを推論し、変化の大きさや変化に対する代償の程度をバイタルサインから推し測る。呼吸回数の変化が重要	出血で血圧が低下したら心停止は近いと判断する。血圧が保たれているショック(代償性ショック)の時期に対応することが重要	いつもと異なるバイタルサインの数値を手がかりに変化の原因の推論がはじまることもある
	簡単な検査 SpO_2、血糖値	SpO_2値をモニタする	SpO_2値をモニタする。出血性ショックではHb/Ht値の低下はみられない。血液ガス分析を行う	必要に応じてSpO_2値、血糖値などを検査する
看護師が行う処置		酸素投与、SpO_2値のモニタ、心電図モニタの装着など患者が最も安楽に感じる姿勢や体位をとり、体温を適切に調整する。低酸素血症もショックも、全身組織への酸素運搬量が減少するので酸素投与が最も重要で効果的		
報告のしかた (I-SBAR-C)		I:Identify、S:Situation、B:Background、A:Assessment、R:Recommendation/Request、C:Confirm 私(報告者)と患者を同定、「○○さんが呼吸の変化があります」と結論を伝える(S)、「肺気腫で肺炎を合併し入院しました(B)、呼吸回数は18回/分で努力様呼吸がありSpO_2は94%です(A)、酸素投与をはじめたいと思います(提案)/○○さんを診てください(要請)、フェイスマスクで酸素4Lで開始ですね(C)」		

*O(onset:はじまり)、P(palliating/provoking factor:緩和させる要因と悪化させる要因)、Q(quality:性質)、R(radiation:広がり)、S(severity:強さ)、T(timing:時期)

©日本医療教授システム学会

⑫プラン赤カード

> **説明**

- <mark>心停止に至るかもしれない最初の呼吸の変化や循環の変化の次の段階である急な変化・大きな変化と判断した場合に選択するプランです。</mark>
- いわゆる患者急変と呼ばれる状況を含み病院や病棟ごとに対応ルール（緊急対応チームを要請するなど）が決まっている場合が多いと思います。
- プラン赤カードには一般的な対応のプランを示します。

> **使い方**

- プラン赤はアクションカード（カードの矢印の方向にボックスで示したアクションを実行していく）として使用します。
- 急性呼吸障害と判断した場合
  - 急性呼吸障害（頻呼吸や努力様呼吸が明らかで顔色や爪床の色が悪化している）と判断したら、まず十分な酸素投与を開始しそれからSpO_2モニタを装着します（患者の病状の変化の緊急性による。緊急性が判断できない場合には原則に従う方が患者安全）。
  - 十分な酸素投与によりSpO_2の値が改善すれば低酸素血症による心停止の進行を遅らせることができます。
  - SpO_2値が改善したら患者をアセスメントし急性呼吸障害の原因などを検索し根本的な対策をとります。
  - 同時に急性呼吸不全への進行を阻止します（努力様呼吸による呼吸疲労と不眠からの寝落ちによる低換気を防止する）。術後疼痛などがあれば十分に鎮痛します。
  - 十分な酸素投与を行ってもSpO_2値が改善しなければ急性呼吸不全と判断します。
  - 急性呼吸不全は確実な気道確保（気管挿管など）と陽圧呼吸により低酸素血症を改善しなければ急性呼吸循環不全から心停止に陥ります。
- 急性循環障害（血圧は保たれているが臨床的にはショック・代償性ショック）と判断した場合
  - 顔面蒼白・冷汗・皮膚冷感からショックと診断します。
  - 意識が清明だから、血圧が保たれているからショックではないと考える医療者がありますが、間違いです。
  - 臨床所見からショックと判断することが患者安全を優先した判断になります。
  - ショック（生理的な代償機序で血圧がなんとか保たれていることから代償性ショックといいます）と判断したら、急性循環不全（生理的な代償機序が働かなくなり血圧が

低下した非代償性ショック）でないことを確認します（血圧が低下していると心停止まで時間の問題）。

- ショック（代償性ショック）と診断したら急性循環不全（非代償性ショック）への進行を阻止します。
- 急性循環不全への進行を阻止する原則は止血操作と輸液・輸血になりますが、止血操作前の過剰な輸液・輸血は出血を助長することがあります。
- 血圧が低下すれば急性循環不全と判断します。
- 急性循環不全（血圧が低下したショック）になると心停止は瞬く間です。
- 急性循環不全では全身組織への酸素運搬量を確保するために酸素投与（確実な気道確保と陽圧呼吸を考慮する）、蘇生目的の輸液・輸血と緊急止血術を行います。

⑫プラン赤カード

急性呼吸障害と判断した
- まず、十分な酸素投与を開始する
- SpO₂モニタ装着する

次に急性呼吸不全でないことを確認する
- SpO₂値の改善をするかどうかを観察する
- 改善すれば急性呼吸不全ではないと判断する
- 詳細な評価を開始する

急性呼吸不全への進行を阻止する
- 努力様呼吸による疲労・不眠を改善する
- 痛みによる呼吸抑制を改善する

酸素投与でSpO₂が改善しなければ急性呼吸不全と判断する
- 確実な気道確保と陽圧呼吸が必要
- 心停止にしない救急対応が必要

急性循環障害と判断した
- 初期評価のみでショックと診断する
- 意識清明、血圧正常でショックを否定しない

次に急性循環不全でないことを確認する
- 血圧が維持されていれば急性循環不全ではない
- 頻脈や皮膚・腎臓の血管収縮で代償されている
- 詳細な評価（出血源の検索）を開始する

急性循環不全への進行を阻止する
- 止血操作を準備する
- 輸液・輸血を考慮する

血圧が低下すれば急性循環不全と判断する
- 蘇生目的の輸液・輸血を行う
- 緊急止血術を行う

©日本医療教授システム学会

5 「看護記録」のために使用するカード

⑬看護実践検証カード

説明

- プラン緑、プラン黄色、プラン赤のいずれかの実行を終了したら看護実践検証カードを使って看護実践スクリプトの第1段階から第4段階までを検証します（図2）。
- 検証は第4段階の行動の結果（患者にとっての結果）から逆向きに行い、結果に至った第3段階、第2段階、第1段階の思考と行動は、患者の安楽さや患者にもたらす影響からみて妥当だったかどうかを検証します。
- 検証は看護実践検証カードを用いて行います。

使い方

- 看護実践検証カードを使った一連の看護実践のプロセスの検証法は、カードの第5段階、**第4章**を参照してください。
- 看護実践のプロセスの検証は患者のところでプランを実行した直後からはじまり、看護記録を書きはじめるまでに終了します（看護学生はタイムアウトをとってカードを使っ

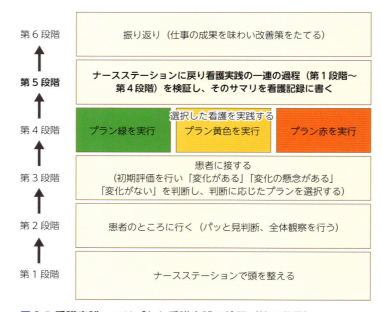

図2 ● 看護実践スクリプトと看護実践の検証（第5段階）

⓭ 看護実践検証カード

チェックリスト	手続き1（観察する・評価する）	手続き2（判断する・選択する）	手続き3（決断する・行動する）	各段階のゴール
第5段階 看護実践の検証	☐ 各段階のゴールを達成できたかどうかを考える ☐ 第1段階～第4段階までに行った思考・行動にチェックを入れる	☐ チェックが入った（できたこと）事実に基づいて、一連の看護実践のプロセスを言語化する ☐ チェックが入らなかった原因を考える	☐ 記録を記載する ☐ 看護実践の継続性と一貫性を担保できるように記載する ☐ 部署内で共有できるように記載する	患者の視点・価値観で看護実践が適切に行えたかどうかを、その一連の過程の思考と行為・行動を自己検証する。看護が継続して行えるように看護過程を客観的に記録する
第4段階 プラン赤（非心停止）	☐ 急性呼吸障害の症状・サインを評価した ☐ 急性循環障害の症状・サインを評価した	☐ 急性呼吸障害と急性呼吸不全を区別して対応を選択した ☐ 急性循環障害と急性循環不全を区別して対応を選択した	☐ 急性呼吸障害で酸素投与を行った ☐ 急性呼吸不全で救急対応を開始した ☐ 急性循環障害の原因検索を開始した ☐ 急性循環不全で蘇生を開始した	急変モードに頭を切り替え、心停止までの時間を計算しながら適切にかつ迅速に問題解決を行う
第4段階 プラン黄	☐ 呼吸の異常を評価する ☐ 循環の異常を評価する ☐ 意識の異常を評価する	☐ 異常の懸念があると判断したらI-SBAR-Cで報告することを選択する	☐ I-SBAR-Cで対応を提案する ☐ 受けた指示を実行する	異常や変化の懸念があればI-SBAR-Cで報告することを決断し実行する
第4段階 プラン緑	☐ 患者に説明しながら不安を評価する ☐ 看護技術のリスクと苦痛を評価する	☐ 手順とリスク低減技能を確認する ☐ 看護技術カードの内容を患者に最適化する	☐ 技術実践カードを使って看護技術を行う ☐ 患者の安全・安心をモニタする	予定された看護を安全・確実・患者にとって安楽に行う。患者の立場で質が高く安全な看護を行う
第3段階 患者の初期評価 患者安全信号機	変化を評価する項目 ☐ 気道と呼吸 ☐ 循環 ☐ 意識 ☐ 外表	☐ 変化があればプラン赤を選択する ☐ 変化の懸念があればプラン黄色を選択する ☐ 変化がなければプラン緑を選択する	☐ 選択したプランを実行することを決断する（自分で自分に指示する） ☐ 選択したプランを行動に移す	患者の初期評価を行い、患者安全信号機を用いて患者の病状に応じたプランを選択し行動に移す
第2段階 患者の第一印象	☐ パッと見評価で意識あり・意識なしを評価する ☐ 続けて全身観察を行う	☐ 意識なしなら心停止を考え行動する ☐ 全身観察で変化の予備判断を行う	☐ 患者に駆け寄りBLS評価「大丈夫ですか？」を開始する ☐ 患者に近づき初期評価を行う	患者が視野に入ったらパッと見判断を行い意識がないならBLS評価を開始、意識があれば全体観察を行う
第1段階 頭を整える	☐ 患者の病状・トレンドを評価する ☐ リスクファクターを認識し起こりうる変化を列挙する	☐ 心停止の原因を考える ☐ 心停止にいたる経路で最初の変化、大きな変化、急激な変化を推測する ☐ ⑤リハーサルカードをつくる	☐ 患者の全体観察をリハーサルする ☐ 初期評価をリハーサルする ☐ プランの選択と行動をリハーサルする	患者の病状を認識、変化を予測しプランを考え、看護実践をリハーサルする

I（identify：同定する）、S（situation：状況）、B（background：背景）、A（assesment：アセスメント）、R（recommendation：提案）、C（confirm：確認する）

©日本医療教授システム学会

第3章 「急変させない患者観察テクニック」のツール

て看護実践を検証するプロセスを学習します。新人看護師はプリセプターと一緒に時間を見つけて検証を行います）。
- 看護実践の検証はプランを実行した直後に行うことが重要です（時間がたつと段階ごとの思考や行動の記憶が曖昧になるため）。
- 看護実践検証カードは予習として使うこともできます。①〜⑫の知識カードは看護実践の部分で利用しますが、看護実践検証カードは看護実践全体を検証するツールなので、看護実践全体を予習する際に有用です。

6 「振り返り」で使用するカード

⑭ 振り返りカード

説明

- 看護実践の一連のプロセスの検証はプラン（プラン緑、プラン黄色またはプラン赤）を実行した直後に行い、その検証結果をもとに看護記録を記載します。一方，振り返りは看護実践の単位を対象に行うこともできますし、1日の病院実習やシフトでの勤務全体を対象に行うこともできます。
- 振り返りはできたことを味わったり、できるように成長した自分を確認したり認めたりする機会を提供します。
- また振り返りは今回はうまくできなかったことについて、次はどうやれば改善できるかの方法を考える機会も提供します。
- 仕事を振り返って、できたことを味わい、次の改善を考えるサイクルを回すことが看護師の成長のエンジンになります。

使い方

- まず「できた」ことを思い浮かべ、振り返りカードの「てきたことは何か」の1)、2)（1つでも構いません）に記入します。
- 「できた」自分を褒め称えましょう。
- 成功を味わったら、なぜ「できた」のかの理由を考えます（Why）。前回はできなくて改善を要したので「どうやって改善するか」を考え、それを実行したからできるようになったのであれば、どんな改善を行ったのかを記入します。

- 成功を味わったら次は改善を要することは何なのかを考えます。
- まず「改善を要する」ことを思い浮かべ、振り返りカードの「改善を要することは何か」の1)，2)（1つでも構いません）に記入します。
- 次に、なぜできなかったのかの理由（Why）を考えます。知識が足りなかったのか、知識の理解が不足したり誤解していたのか、応用のしかたがわからなかったのか、技術がうまくできなかったのか、患者に最適化することができなかったのかなど、さまざまな理由が絡み合っていることもありますので、じっくりと考えてください。
- できなかった理由を考えたら（できなかったことを説明する仮説を立てる）、次にどうやって改善するかの方法（How）を考えます。新たに知識を獲得するのか、理解を確認したり応用のしかたを学ぶために自分でクイズをつくって解いてみるのか、新しい技術を練習するのか、さまざまな方法を考えることができるので、最も効果的で効率がよい方法を採用します。

⑭振り返りカード

できたことを味わう		改善を要することについて考える		
できたことは何か	できたのはどうしてか（Why）	改善を要することは何か	なぜできなかったのか（Why）	どうやって改善するか（How）
1)		1)		
2)		2)		
振り返りで発見したこと					

©日本医療教授システム学会

- 改善策を考えたら次はその方法を試してみて本当に看護実践が改善するかどうかを確認します（同僚や教員・プリセプターに評価を依頼する方法もあります）。

「急変させない患者観察テクニック」のツール

- 看護実践を構造化・システム化することで看護実践の質と安全が向上します。
- きちんとした、ロバスト（看護のハートを基盤に論理性・倫理性に支えられた）な看護実践は患者安全を保証します。
- 「急変させない患者観察テクニック」は①看護実践スクリプトカードを幹に、看護実践で用いる13枚の知識カード（①を含めて全部で14枚）を紹介しています。
- 本書に掲載された14枚の知識カードを使い込み（シミュレーション学習、病院実習やOJTなどで知識カードを使う練習を重ねる）ながら、知識カードに自分自身の経験を書き込み「マイ・知識カード」を自分の頭のなかに組み立てていきます。
- 知識カードを使用することで看護の教育、学習の効果・効率・魅力が向上すると期待されます。

　以上、14枚の知識カードの内容と使い方について解説しました。
　次の第4章では「急変させない患者観察テクニック」の14枚の知識カードを使いながら鈴木栄子さんのところに行ってバイタルサインの測定を行います。事例のなかの看護師になりきって知識カードを使って考え、知識カードを使って判断を行い、患者安全信号機カードを使って判断に基づいた行動のプランを選択してください。

第4章
「急変させない患者観察テクニック」を用いた看護実践とその事例

第4章ではこれまでの章で学習したことを統合し鈴木栄子さんに「急変させない患者観察テクニック」を用いた看護実践を行います。
　まず「急変させない患者観察テクニック」を用いた看護実践の学び方について一般的な説明を行ってから、鈴木栄子さんの場合を例に具体的に説明します。

第4章 「急変させない患者観察テクニック」を用いた看護実践とその事例

1. 看護実践を実際に行う前に

1 看護実践の構造

　本書では看護実践の構造を図1のように考えています。看護実践の基盤には、どの患者にも適用できる看護実践の台本（図1）があります。看護実践の台本は第3章の「①**看護実践スクリプトカード**」に相当します。その上の層には患者が存在し、患者ごとに看護実践の台本を用いながら、その患者の看護を行うことを示しています。その患者に看護技術を使って看護を行う場合はさらにその上の3層目に概当し、看護技術を患者に最適化して行います。また目の前の患者に変化があったり変化の懸念があるときは、その変化を目の前の患者の問題としてとらえ、問題解決技能（**第1章-3 図1**）を使って看護実践を行います。

　ある患者に看護技術を使って看護を行う際は、まずナースステーションで看護の準備をします（**図2**の看護実践スクリプトカードの「第1段階」）。準備が終わったら患者のところに行って（第2段階）特に問題がなければ患者に接して初期評価を行います（第3段階）。以前と比べて変化がないと判断したらプラン緑（予定された看護を行う）を選択します（第3段階）。プラン緑では看護技術カードと技術実践カードを使って予定された看護を実践します（プラン緑の第4段階）。患者のところからナースステーションに戻ったら今

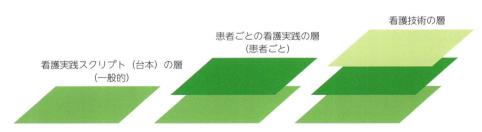

図1 ● 看護実践の構造：看護実践スクリプト、患者ごとの看護実践と看護技術の3層構造
図左　最下層は看護実践スクリプト（看護師の役割、態度、患者安全、NTSが組み込まれている）
図中　2層目は患者ごとの看護実践の手順・手続き（スクリプトをもとに患者ごとに最適化した看護を実践する）
図右　3層目は患者に行う看護技術の層
NTS：ノン・テクニカル・スキル［リーダーシップ、チームワーク、問題解決の高度な認知技能、対話技能、危機的状況管理技能（クライシス・リソース・マネジメント）などの技能（スキル）］

行った看護実践の過程を検証し、そのサマリーを看護記録に記載します（第5段階）。仕事を終えたらシフトを振り返り、できたこと（仕事の成果）を味わいます。改善を要することがあればその方法を考え実行します（第6段階）。

看護技術（プラン緑で発揮する技術）を看護実践の部分的な技能として学習する場合、学習の真正性を保つには学習者が能動的にプラン緑を選択したり確認した後に看護技術を発揮する学習環境が必要になります。例えば車いすの移乗技術を学ぶときには、「車いすの移乗技術」（図1の看護技術の層）だけを練習するのではなく、看護実践スクリプト（図1）を使いながら具体的な患者（図1）を車いすに移乗する看護実践を学習します。図1の看護実践の構造から看護技術の層だけを切り取って学んでしまうと、その技術を本物の看護実践（第1段階、第2段階、第3段階を経て第4段階として看護技術を発揮する）として学習する機会が失われます。

2 「急変させない患者観察テクニック」を用いた看護実践スクリプト

この章では看護実践スクリプトの6つの段階それぞれについて図2に示した形式を用いて説明します。図2の左上は看護実践スクリプトカードを縮小した図と、図中において6つの段階のどの段階を説明するかを示しています（図2では太枠で囲った第1段階を説明）。下段では左上の図の太枠で囲った段階で行うことを手続き1～3の3つのステップに分け説明しました。そして図2の右上にその段階で達成する目的を示しました。

例えばナースステーションで頭を整える手続き（図2）では、第1段階の目的を達成するために手続き1～3までの3つの手続きを踏みます。この図で示すのは、第1段階の手続きの一般的な説明であり、実際の看護の現場では、第3章までにあなたが学んだことを手がかりにして、この図を最適化していかなければなりません。これを6つの段階ごとに行い看護実践を組み立てていきます。

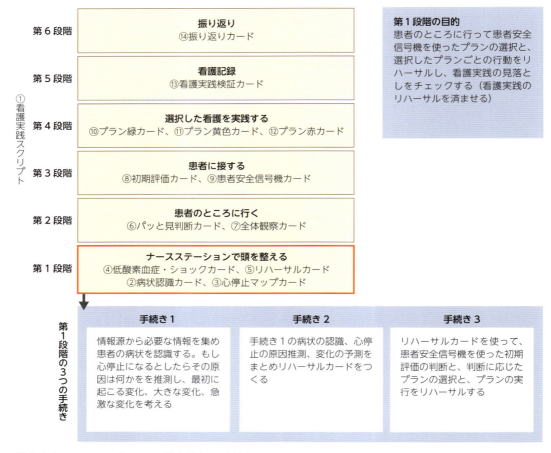

図2 ● ナースステーションで頭を整える手続き

3 第4章の学び方

　表1に第4章の学び方をまとめました。この章であなたは消化器内科病棟の看護師として、肝生検を受けた鈴木栄子さんを術後に2回訪室します。訪室ごとに看護実践スクリプトの第1段階から第5段階を実践します。各訪室では 1 頭を整える、 2 患者のところに行ったら、 3 患者に接したら、 4 最初の訪室ではプラン緑（2回目の訪室ではプラン黄色）、 5 看護実践を記録する（まとめる）、の5つの段階を行い、看護業務を終了するときには第6段階の振り返りを行います。

　具体的には、6つの段階ごとにまず図2の形式の図（**第4章-3 図3〜6、第4章-4**

表1 ● 第4章の学び方

1. 肝生検後最初の訪室	1 頭を整える	一般的な説明（第4章-1 図2）	
		鈴木栄子さんの事例	
	2 患者のところに行ったら	一般的な説明（第4章-3 図3）	
		鈴木栄子さんの事例	
	3 患者に接したら	一般的な説明（第4章-3 図4）	
		鈴木栄子さんの事例	
	4 プラン緑	一般的な説明（第4章-3 図5）	
		鈴木栄子さんの事例	
	5 看護実践を記録する（まとめる）	一般的な説明（第4章-3 図6）	
		鈴木栄子さんの事例	
2. 肝生検後2回目の訪室	1 頭を整える	鈴木栄子さんの事例	
	2 患者のところに行ったら	鈴木栄子さんの事例	
	3 患者に接したら	鈴木栄子さんの事例	
	4 プラン黄色	一般的な説明（第4章-4 図1）	
		鈴木栄子さんの事例	
	5 看護実践を記録する（まとめる）	鈴木栄子さんの事例	
3. シフトを終えて	6 振り返り	一般的な説明（第4章-4 図4）	
		鈴木栄子さんの事例	

図1、4）を提示し、一般的な説明を行います。次にその図と第3章までに学んだことを手がかりに、鈴木栄子さんに対するその段階の看護実践のしかた（看護実践の組み立てかた）を説明していきます。

　本書は「急変させない患者観察テクニック」を習得することを目的にしているので、急変対応・プラン赤の説明と事例は含んでいません。急変対応とプラン赤については急変後の対応についてまとめられた成書を参照してください。

2. 学習の文脈（状況設定）

1 学習ゴール

　本章の学習のゴール（目標）は、「急変させない患者観察テクニック」を使って、入院患者の予期せぬ心停止（低酸素血症による心停止または循環血液量減少性ショック）の最初の変化に気づき急変の芽を摘みとることです。学習の方法は**第4章-1 表1**を参照してください。

2 あなたの役割と使命

　あなたは〇〇市立総合病院（300床の急性期病院）の消化器内科病棟に所属する看護師です。今日は日勤の看護師として鈴木栄子さん（後述）の看護を担当します。病院は市民に「安全で安心な病院」をアピールし、看護部では安全と安心を実現する具体的な行動として「現場の看護力で患者安全を担保する」を目標に掲げています。

　あなたは「急変させない患者観察テクニック」を独習し病棟内の勉強会でメンタル・シミュレーションを経験しました。今日のシフトではこれまでに学んだ成果を使って看護実践を行いたいと考えています（以下、鈴木栄子さんを看護するあなたの思考・行動を記述します）。

3 あなたの患者

　今日の受けもち患者のなかで、「急変させない患者観察テクニック」を使った看護実践が最も重要になるのは鈴木栄子さんです。鈴木栄子さんはC型肝炎からの肝硬変疑いで午前中に肝生検を受ける患者さんです。

　あなたはナースステーションで最初の訪室の準備をします。

　それでは、次節からいよいよ看護実践スクリプトの具体的な実践法を学んでいきましょう。

3. 最初の訪室
（肝生検から帰室して1時間後）

1 まず頭を整えます

A. 頭を整える目的と手続きを確認する（一般的な説明，第4章-1 図2）

第1段階のナースステーションで頭を整える目的は、「急変させない患者観察テクニック」を使った看護実践をリハーサルし、患者にとって安全な看護実践のプランに見落としや不備がないかをチェックすることにあります（見落としや不備があれば変更・追加・修正を行う）。

目的を達成するために3つの手続きを踏みます。

◆ 手続き1

最初に、患者の情報源（カルテ、診療計画、指示の内容、プログレスノートと看護記録）を検索し、「急変させない患者観察テクニック」を使った看護実践を組み立てるために必要な情報を選び出します。情報を選び出す基準は、病状とそのトレンドの評価と、推測される心停止の原因との関連性の強さ・大きさになります。トレンドから予期せぬ心停止に至る危険性とその原因を推測し、心停止につながる最初の変化、大きく急な変化、心停止直前の急激な変化をストーリーとして描き、そのときの観察のポイントをイメージしていきます。

◆ 手続き2

患者の情報をいろいろな角度から見直しながら、病状のトレンド、心停止の原因、心停止に至るストーリーが頭の中で描けてきたら、⑤**リハーサルカード**を使ってストーリーを見える化します。

◆ 手続き3

手続き3ではリハーサルカードを第三者の視点でチェックし、見落とした情報や過大に評価した情報によりストーリーの妥当性が損なわれていないかどうかをチェックします。見落としや不備があればリハーサルカードの項目を変更・追加・修正します。

表1 ● 鈴木栄子さんの「患者カード」

患者氏名、年齢・性別	鈴木栄子、75歳・女性
入院時の診断（病棟）	C型肝炎、肝硬変の疑い（消化器内科病棟）
現病歴	22歳で第一子を帝王切開にて出産。大量出血に対し緊急輸血執行。55歳でC型肝炎の診断を受け外来通院開始。
入院に至った経緯	日常生活に支障なく経過していたが、最近の腹部エコー検査で肝硬変の所見を認め肝生検目的に入院となった。
医師のプロブレムリスト	＃C型肝炎、＃肝硬変の疑い
医師のプラン	肝生検
かかりつけ・外来での治療	当院、消化器内科かかりつけ。循環器内科、糖尿病内科でそれぞれ高血圧・糖尿病の内服薬を処方されている。
既往歴	22歳で出産、大量出血と緊急輸血以外に特記すべき既往歴はない。
アレルギー歴	特になし
家族歴・生活歴	夫と次女家族と同居。趣味の観劇や家事を楽しんでいる。
ADL	ADLは良好、特に問題はない。
入院時の全体観察	中肉中背で歩行や姿勢もしっかりしている。顔色は普通で表情は豊か、周囲への関心も高い。会話も弾み、息づかいには異常はない。
入院時のバイタルサイン	意識清明。血圧：140/90 mmHg、脈拍：70回/分、呼吸数：12回/分、体温：36.8℃、SpO_2：98％

B. 鈴木栄子さんを訪室するために頭を整える手続きの進め方

鈴木栄子さんの情報は以下のとおりです。

1. カルテと患者カード

　　　　カルテには患者のあらゆる情報がさまざまなデータとして保存されています（文字データ、数値データ、心電図や画像診断などの画像データ）。あなたはカルテのデータをスキャン[※1]しながら患者の病状を認識していきます。データをスキャンし病状の認識につなげるには、患者の文脈でデータを処理し、患者にとってのデータの意味を解釈していきます（体温が36.8℃であれば正常の体温で発熱はない、など）。高血圧で内服治療中の患者の血圧が140/90 mmHgであれば「その値は患者にとっていつもの血圧だろう」と推測するなど数値に意味を与えます。またC型肝炎から肝硬変を合併したときにどの検査数値がどのように変化するのかの知識があれば、患者のデータをスキャンすることで患者の病状を認識することが可能になります。

　　　表1は鈴木栄子さんの病状を認識するために役に立つと思われる文字データをまとめた「患者カード」です。鈴木栄子さんのカルテの数値データや画像データには特に大きな

※1　**スキャン**：直訳は「走査」の意（CTスキャンのスキャン）。デジタル技術を使って映像や画像を点や線に分解して順番に電気信号に変換すること。ここではヒトが視覚を使ってデータを読み取る作業を指す。

表2 ● 鈴木栄子さんの「診療計画カード」

患者氏名、年齢・性別	鈴木栄子、75歳・女性
病名、入院診断名	C型肝炎、肝硬変の疑い
検査計画	肝生検
推定される入院期間	5日間
起こりうる合併症など	肝生検の合併症（気胸、感染、出血、胆汁の漏れなど）

表3 ● 鈴木栄子さんの「指示カード」

患者氏名、年齢・性別	鈴木栄子、75歳・女性
注射	肝生検後は止血剤入りの細胞外液を500 mL持続点滴
内服	外来で処方された内服を継続
食事	普通食
モニタ装着	SpO_2計装着
安静度	ベッド上フリー、ポータブルトイレ
検温	肝生検から帰室して1時間後、3時間後、6時間後、12時間後にバイタルサイン測定
ドクターコール	変化の懸念があればI-SBAR-Cで報告し対応策を医師に提案する

I-SBAR-C：報告者と患者の同定（identify）、状況（situation）、状況に関連する背景（background）、病状のアセスメント（assessment）の主要な情報、病状への対応策の提案や要請（request）、確認（confirm）

変化はなかったのでここには含めていません。

2. 診療計画カード

　　鈴木栄子さんの診療計画カードを表2に示しました。あなたは主治医の指示のもと医療行為を行い、反応を観察し適切に対応する役割を担っています。また診断と診療計画の論理的な根拠や妥当性を判断する必要があります。

3. 指示カード

　　表3には指示を簡潔にまとめた指示カードを示します。あなたは指示を実行する前に指示された医療行為の論理的根拠と倫理的な妥当性を判断する必要があります。
　　鈴木栄子さんは肝硬変の確定診断を行うために肝生検を受けますが、あなたは肝生検の合併症に関する知識を記憶のなかからとり出し、肝生検直後に起こる合併症が何なのかを想起します（思い出せない場合は教科書などで調べます）。

4. プログレスノートと看護記録

　　医師のプログレスノートと看護記録からは鈴木栄子さんの肝生検前と肝生検から帰室

プログレスノート

肝生検前：

日常生活や血液検査では肝機能の悪化を認めず安定していた。肝生検前のバイタルサインは安定。

肝生検：

特に問題なく肝生検を終了。予定通り。

帰室後：

バイタルサインに異常なく、呼吸・循環動態も安定している。腹痛などの自覚症状はなく、胸部聴診も正常、腹部所見にも異常を認めない。

看護記録

肝生検前：

いつも通りの様子だが、やや不安あり。「今日は予定通り終わるかしら」といわれる。全体観察に変化はない。

意識清明、BP：148/94 mmHg、HR：80回/分、RR：12回/分、BT：36.8℃、SpO_2：99%

帰室時：

ホッとされた様子。「緊張したが無事に終わった」といわれる。全体観察に変化はない。

意識清明、BP：140/88 mmHg、HR：75回/分、RR：12回/分、BT：36.8℃、SpO_2：99%

図1 ● 鈴木栄子さんの「プログレスノート」と「看護記録」

したときの全体観察とバイタルサインを読みとり、肝生検後の変化を判断する際のリファレンス（肝生検後の変化を判断する際の基準、標準）として利用します（図1）。

1～4の情報を解釈し、鈴木栄子さんの病状を組み立てたり理解するための意味を与えながら鈴木栄子さんの病状についての仮説を形成し、鈴木さんの病状がどのように変化しうるかのストーリーを想定していきます（もし○○だったら、もし△△だったら、もし××だったら、という具合に複数のストーリーの想定が可能です）。

◆ 手続き1

まず病状認識カードを使い鈴木栄子さんの病状認識カードをつくります（表4）。本書「急変させない患者観察テクニック」では心停止の原因として低酸素血症と循環血液量減少性ショックをとり上げています。

診断（分類）ではC型肝炎の経過、肝硬変の病態、肝生検の合併症について教科書で確認したらチェックボックスに✓を入れます。日常生活に支障がないことや検査データ・画像診断に変化がないことから肝疾患の重症度は高くないと判断してよいでしょう。肝生検は安全な手技ではなく、常に合併症の危険が伴います。気胸から緊張性気胸（肝生検直後）、出血から循環血液量減少性ショック（数時間）、感染から敗血症性ショック（数日）、胆汁の漏れから腹膜炎さらに敗血症性ショック（数日）というストーリーの想定が可能です。いずれも頻度としては「稀・少ない」と思われますが、術者の習熟度、難易度（予定時間内に終わったか、予想より時間がかかったかで判断可能）などを考慮しリスクを判断

表4 ● 鈴木栄子さんの病状認識カード

分類	項目	病状に関するチェック項目	評価のチェックリスト
診断	現在治療中の主な疾患名	**疾患名**：C型肝炎、肝硬変の疑い **肝生検の合併症**：気胸、出血、感染、胆汁の漏れ	☑ 疾患について患者・家族に説明できる ☑ 症状やサインがなぜ生じるのか病態が説明できる ☑ 死因につながる合併症や身体障害の説明ができる
	入院の目的：診断、重症度、入院中の心停止のリスク	**診断と疾病の重症度**：日常生活に支障なく重症ではない **検査値・画像の異常**：特に大きな変化はない **疾病の重さ・検査・治療・手術による心停止のリスク**：低いが、ある	**診断と重症度、検査・治療・手術の心停止のリスク** ☐ 入院中の心停止のリスクは考えにくい ☑ 入院中に心停止になるリスクがある
トレンド	過去2〜3年のトレンド	通院や入院回数の増加、ADLの低下、体重減少・増加	☑ 安定している ☐ 不安定（悪化・改善をくり返す） ☐ 悪化傾向
	入院までの現病歴のトレンド	症状増悪、合併症発症、内服治療の強化、検査・画像所見の悪化	☑ 安定している ☐ 不安定（悪化・改善をくり返す） ☐ 悪化傾向
	入院後経過のトレンド	全体観察・バイタルサインの推移、順調な経過からのズレ、合併症・副作用の発症	☑ 安定している ☐ 不安定（悪化・改善をくり返す） ☐ 悪化傾向
	入院生活のトレンド	全体観察、療養生活（食事、会話、トイレ、シャワー、睡眠・覚醒、目覚め、参加）の意欲、気分、行動	☑ 安定している ☐ 不安定 ☐ 悪化傾向
生理的予備能力	呼吸機能	いつもの生活での呼吸機能、酸素消費量が増加したときの代償・症状	☑ 安定している ☐ 不安定 ☐ 日常生活の質が低下してきている
	心血管系の機能	ADLの低下、酸素消費量が増大したときの代償・症状	☑ 安定している ☐ 不安定 ☐ 日常生活の質が低下してきている
心停止の原因	低酸素血症（上気道の閉塞、下気道の酸素化能低下）	呼吸回数の増加傾向、努力様呼吸の出現・増強、起座呼吸の出現・悪化	☑ 呼吸は安定している ☐ 呼吸の変化の症状・サインがある ☐ 症状・サインは増悪傾向にある
	循環血液量減少性ショック（出血、脱水、腹膜炎、熱傷）	出血・脱水などの原因・可能性の存在、全体観察・身体所見の経過、尿量の推移	☑ 循環は安定している ☐ 原因がなく可能性はない ☑ 原因があり可能性がある

します。日常生活は制限されていないので呼吸機能、心血管系機能は安定していると判断します。肝生検のあと鈴木栄子さんが予期せぬ心停止に陥るとすればその原因は循環血液量減少性ショックと考えられます。その根拠は肝生検の合併症に出血があることと、鈴木栄子さんの肝臓（肝硬変の疑いがある）は出血しやすいと考えられることがあります。

　鈴木栄子さんに起こりうる心停止の原因を循環血液量減少性ショックと考えたら次は心停止にいたるプロセスを③**心停止マップカード**を用いて確認します。最初に循環の変化があらわれその数時間後には急性循環障害（代償性ショック）の所見が出現します。さら

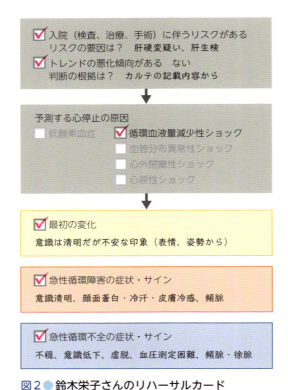

図2 ● 鈴木栄子さんのリハーサルカード

に出血が持続すると15～60分で急性循環不全（非代償性ショック）に陥ります。呼吸も循環も虚脱してしまう（急性呼吸・循環不全）とあっという間に心停止に至ります。この経過を頭におきながら④低酸素血症・ショックカードをみて、最初の変化の症状やサイン、急な変化（急性循環障害、急性循環不全）の症状やサイン、および心停止直前の急激な変化（急性呼吸・循環不全）の症状やサインを確認します。

◆ 手続き2

　次に手続き2として鈴木栄子さんの訪室のリハーサルカードをつくります（図2）。鈴木栄子さんの予期せぬ心停止のリスクは肝硬変の疑いと肝生検による出血で、心停止の原因は循環血液量減少性ショックと予測できます。

　肝生検の合併症により出血が続いた場合、まず最初に出現する変化は、なんとなく不安な表情だったり元気がない様子にとどまります。意識は清明で血圧も保たれています。肝生検前の鈴木栄子さんの様子を基準に考えなければ、最初の変化を肝生検後の出血に結びつけて考えることは難しいかもしれません。「できる」看護師の第六感、勘と呼ばれているのはイベント（鈴木栄子さんの場合は肝生検）が起こる前後の患者の身体が語るボディランゲージを読みとる技能だと考えてよいでしょう。この最初の変化のときに鈴木栄子さ

んに問診しても自分の症状をうまく言語化（ランゲージ）できないので、この時点では問診で出血が起きていないと判断することはできません。ボディランゲージを読みとり、最初の変化があればプラン黄色を選択し、患者のアセスメントを行いリーダーと医師に報告します。さらに変化が大きくなると意識は清明でもショック症状（顔面蒼白・冷汗・皮膚冷感）が出現します。臨床的にショックと診断するためにはショック症状があれば十分です（ショックの診断に血圧測定は必要ありません。ただし、代償性ショックと非代償性ショックの鑑別には血圧の測定が必要になります）。ショック症状があればショックと判断しプラン赤を選択します。アセスメントで血圧が保たれていればまだ心停止まで時間があると判断し出血源の検索と止血プランの策定を行いますが、血圧が低ければすぐに心停止になると判断し頭を蘇生モードに切り替え、まず心停止にしない対策を行います。

◆ 手続き3

　手続き2でつくったリハーサルカードを使いながら、鈴木栄子さんの場合の最初の変化はどのように観察すればよいのか、プラン黄色を選択したときどのようアセスメントし何を判断すればよいのかなど、さまざまな場合を想定し場合に応じた行動を選択するための論理を組み立てていきます。たとえば、「こういう場合（不安な印象があるとき）は、何を明らかにする（その原因が出血かどうかを区別する）ために、こうする（医師に腹部エコー検査を依頼する・30分後に再度訪室しアセスメントする）」などです。鈴木栄子さんの安全を確保し予期せぬ心停止に陥ることを回避するためにはどの段階でどのような行動をすればよいのかを考え、鈴木栄子さんにとってベストな手順を考えます（リハーサル）。リハーサルをくり返し、考えられる場合についての対策が頭の中で組み立てられた時点、考えが飽和した時点が手続き3の終点になり、第1段階の目的を達成したことになります。

2 患者のところに行ったら

A. 患者のところに行ったら（一般的な説明，図3）

　予期せぬ心停止を回避するための患者訪室で患者のところに行ってまず行うのはBLS評価の必要性の判断を下すことにあります。BLS評価が必要と判断したらすぐにBLS評価を実行します。これが第2段階の目的になります（図3の「第2段階の目的」）。

　心停止のリスクがある患者のところに行ったらまず心停止でないことを確認します。そのために患者のところに行って患者が視野に入ったら即座にパッと見判断を行います。

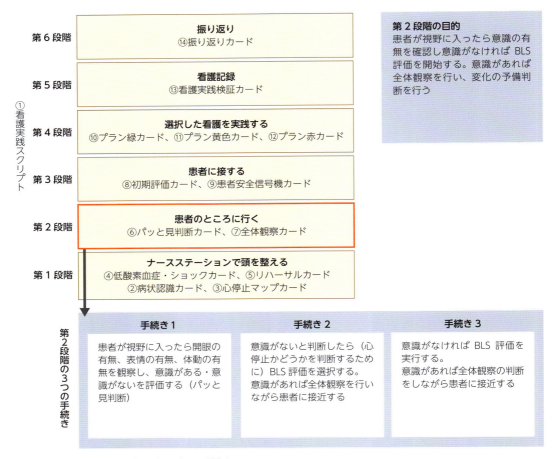

図3● 患者のところに行ったときの手続き

パッと見判断では観察・評価・判断を瞬時に行います（⑥**パッと見判断カード**、図3の「手続き1」）。パッと見判断は「意識がある」「意識がない」を区別するために行います。患者をパッと見て、開眼していれば患者が心停止でないと瞬時に判断できます。心停止のリスクのある患者をパッと見て、目を閉じて、表情が平坦で、体の動きがないとき、意識がないのは寝ているからだと日常的な頭で思い込むのは危険です。心停止のリスクのある患者をパッと見て意識がないと判断したらすぐに心停止でないことを確認する必要があります。そのために行うのがBLS評価になります（手続き2）。就寝時間であれば起こさない程度にそっと刺激を与えて反応（体を動かす、頭を傾ける）を見てもよいでしょう。患者が寝ている時間帯でなければ標準的なBLS評価を行い、心停止であるか否かを区別します。心停止と判断したら心停止に対する初動を開始します（図3の「手続き3」）。心停止でなければ第3段階の初期評価を開始します（図4の「手続き1」）。

B. 鈴木栄子さんのところに行ったら

　　ナースステーションで鈴木栄子さんの看護実践について頭を整えたあなたは次の段階（第2段階，「患者のところに行く」）に進みます。肝生検から帰室したときの鈴木さんの病状は安定し変化はありませんでした。変化のリスクも少ないことからあなたはパッと見判断を次のように予測しながら，ナースステーションから鈴木さんの病室に向かいます。あなたは次のように予測します。「病室に入ると鈴木さんはこちらの方に顔を向けるだろう。それが確認できればパッと見判断では意識ありと判断できるので，そのまま全体観察を行いながら患者に接して初期評価を開始しよう。」

◆ 手続き1

　　あなたが病室に入ると鈴木さんはすぐにこちらの方に顔を向け，目で挨拶をしてくれました。パッと見判断では意識ありと判断します。

◆ 手続き2

　　意識があるのでBLS評価を選択する必要はありません。全体観察を行いながら鈴木さんに接近します。鈴木さんは目を開けこちらの方に視線を向けています。顔色に変化はなく表情からも不安さは感じとれません。姿勢にぐったり感はなく呼吸も安静呼吸です。

◆ 手続き3

　　パッと見判断で意識あり，全体観察では変化はなさそうです。次は患者に接して初期評価を行いプランの選択を行います。

3 患者に接したら

A. 患者に接したら（一般的な説明，図4）

　　患者のところに行き患者に接近しながらパッと見判断で意識があれば全体観察で変化を感じとりながら患者に接します。患者に接したら初期評価（⑧**初期評価カード**を用いる）を行います（**図4**の「手続き1」）。初期評価で観察すべき項目と所見のとり方は**第2章-1 表6**にまとめました。初期評価で観察する項目ごとに変化があると評価する方法は**第2章-1 表8**にまとめました。初期評価で観察する項目ごとに変化がないと評価する方法は**第2章-1 表9**にまとめました。

　　第2章-1 表8で1つでも変化があれば，初期評価で変化がある，と判断します（**図4**

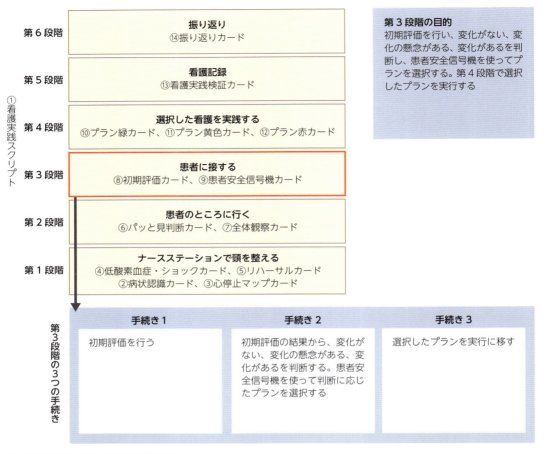

図4 ● 患者に接したときの手続き

の「手続き2」)。**第2章-1 表9**ですべての観察項目に変化がなければ、初期評価で変化がない、と判断します（図4の「手続き2」)。変化がある、変化がないと判断できない場合は、変化の懸念があると判断します（図4の「手続き2」)。

次に判断に応じて第4段階で行う看護実践のプランを⑨**患者安全信号機カード**を用いて選択します。初期評価で変化がないと判断したらプラン緑を選択し（図4の「手続き2」)、事前に予定された指示簿にある看護を実施します（図4の「手続き3」)。初期評価で変化の懸念があると判断したらプラン黄色を選択し、とりあえず予定された医療行為は中断し、まず患者のアセスメントを行います。アセスメントの結果、変化がないと改めて判断すれば予定された看護を再開するなど修正したプランを実行します（⑨**患者安全信号機カード**)。初期評価により第1段階でリハーサルした最初の変化があると判断した場合はプラン黄色を選択し、患者のアセスメントを行い変化の原因を検索しその場での解決をはか

ります（⑨患者安全信号機カード）。「急変させない患者観察テクニック」で最も重要で患者の予後（予期せぬ心停止に陥る危険を経験するか、危険を未然に回避するかの違い）を左右するのがプラン黄色の選択にもとづく患者のアセスメントになります。

B. 鈴木栄子さんに接したら

◆ 手続き1

　鈴木さんに接近しながらの全体観察では変化はない様子でした。その印象だけで「変化はなく安定している」と判断し予定された指示を実行すると結果的にプランAの看護実践になってしまいます。患者安全を優先するプランBでは患者に接したら改めて初期評価を行い、変化の判断と判断に応じたプランの選択を根拠をもって行います（これが「できる」看護師が獲得している態度であり習慣です）。

　あなたは鈴木さんに接して「具合はいかがですか？」と問いかけながら初期評価を行います。「だんだん落ち着いてきました」という返事を聴きながら、シーソー呼吸がないこと、気道狭窄音が聴こえないこと、発語ができる程度に空気が声帯を震わせていることから気道の異常はないと評価します。呼吸のしかたを見ても安静時の呼吸で、特に肩で息をしたり頸の筋肉（補助呼吸筋）を使った努力様呼吸はないことを根拠に呼吸の異常はないと評価します。顔色が悪くなったり冷や汗をかいている様子はないようです。橈骨動脈を触れてみると皮膚は普通に暖かく冷感はありません。これらの所見を根拠に循環の異常はないと評価します。自発開眼があることと受け答えができていることから意識の変容はないと判断します。寝具と寝衣をめくって穿刺部を視診しても特に異常はなく外表所見にも特に異常はないと評価します。

◆ 手続き2

　手続き1で観察し評価した項目はすべて異常を認めない、すなわち変化はないという結果でした（第2章-1 表9）。初期評価の結果、観察項目すべてで異常を認めないことから、初期評価では鈴木さんの病状に変化がないと判断します。変化の判断ができれば次は判断に応じたプランの選択になります。プランの選択は患者安全信号機（**知識カード⑨**）というルールを用いて行います。患者安全信号機のルールでは患者の状態に変化がなければ、予定された・指示にある医療行為を行うプラン緑を選択します。

◆ 手続き3

　鈴木さんの病状には変化がないので患者安全信号機を使って変化がない場合のプラン緑を選択しました（手続き2）。鈴木さんのプラン緑はバイタルサインの測定（**表3**）です。次の段階では選択したプランを実行に移します。

第3段階でどのプランを選択するかによって次の段階で実行する看護実践が決まります。プラン緑なら予定された看護を行います。プラン黄色なら予定された看護はいったん中断し患者のアセスメントを行い、その結果に応じて予定を再開するのか予定を変更するのかを選択します。プラン赤なら急変対応を開始します。

4 プラン緑

A. プラン緑の目的と手続き（一般的な説明，図5）

　　　プラン緑の目的は予定された看護（診療の補助・療養の世話）を患者に最適な方法で、確実かつ安全に実践することです。何らかの看護技術を実行することになりますが、その一連のプロセスと結果を患者の視点で評価します。

　　　初期評価の結果、変化がないと判断したらプラン緑を選択し予定された看護を開始します。患者に予定された看護を行うことを説明しながら不安感と納得度を評価し、必要に応じて患者にわかる説明を追加します。同時に看護技術に伴うリスクと苦痛を評価し、看護技術を患者に最適化するための工夫を考えます。

　　　手続き1で評価したリスクと苦痛を軽減するための工夫を選択しながら、看護技術カード（**第3章-2 看護技術カード**）の内容を患者に最適化します。患者に最適化したその患者用の看護技術カードが頭にイメージできたら手続き3に移ります。

　　　手続き3では頭に描いた患者用の看護技術カードの内容を、技術実践カード（**第3章-2 技術実践カード**）を使って実行していきます。2枚のカードの内容を踏まえて、手を動かし手順を進めながら、技術が安全に実行できているかどうかと患者の苦痛をモニタし、安全かつ苦痛がないように看護技術に微調整を加えながら実践していきます。「できる」看護師はこれら複数の作業（考える、手を動かす、モニタする、判断する、選択する）を同時に行いますが、そのときに使っている技能が「実践のなかでの振り返り」になります。実践のなかでの振り返りができるようになることが「できる」看護師に発達することといえます。実践のなかでの振り返りの技能を獲得するには、プラン緑の手続き1～3を意識しフィジカル・シミュレーションやOJTでくり返し練習する必要があります。

B. 鈴木栄子さんにプラン緑を実践する

　　　第4段階では鈴木さんの初期評価で変化がなかったのでプラン緑の実行のため、指示

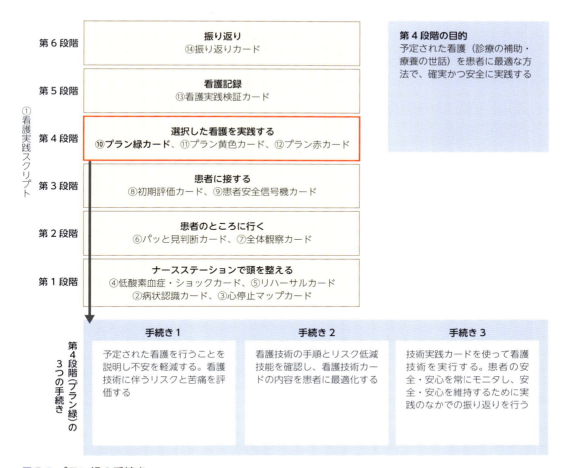

図5 ● プラン緑の手続き

された時間後のバイタルサインの測定を行うことにしました。

あなたは鈴木さんに「これから血圧や体温を測りますね」と説明しながら、鈴木さんの様子に特に不安などはなく、小さく頷いたことからこれから行う看護に同意が得られていると判断します（手続き1）。バイタルサインの測定方法はそれぞれの看護技術カードで手順を確認します（手続き2）。実際に測定する際は（手続き3）、それぞれの測定法の技術実践カードを使用します。

バイタルサインは体温：36.7℃、血圧：138/86 mmHg、心拍数：85回/分、呼吸数：14回/分でした。

5 看護実践をまとめる

A. 看護実践の一連の過程を検証し看護記録を記載する（一般的な説明，図6）

看護実践の一連の過程を検証し看護記録を記載する目的は、1) <mark>看護実践が適切に行えたかどうかを自分で検証する、2) 検証は一連の過程（第1段階から第4段階まで）の思考と行為・行動（それぞれの段階の3つの手続き）に対して行う、3) 看護実践の過程</mark>を看護の場で共有できるように客観的に記録することにあります。

看護実践の一連の過程の検証には⑬**看護実践検証カード**を利用します。まず第1段階

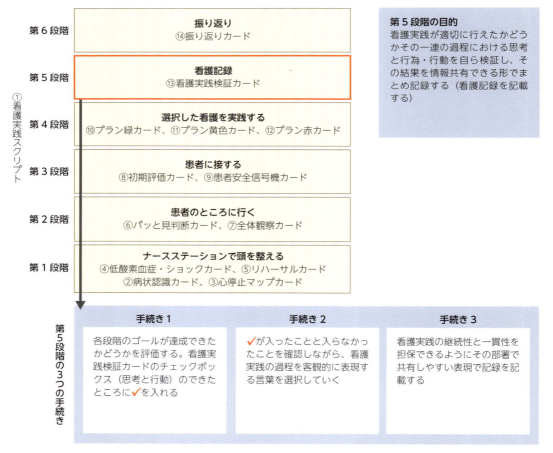

図6● 看護実践の一連の過程をまとめる手続き

のゴールを達成できたかどうかを自己評価し、「できた」「改善が必要」などの評価を頭におきながら第1段階の手続き1、手続き2、手続き3の順にチェックボックスに✓を入れていきます（「できた」ら✓を入れる）。この作業を第2段階、第3段階、第4段階でくり返します。これが図6の手続き1になります。それぞれの段階の目的を達成できたかどうか、目的を達成するために踏むべき手続きは踏んだかどうか、手続きを踏まないことでどのような結果になったのか、目的を達成するためにはどのような手続きが必要なのかを内省しながら看護実践の一連を自己評価していきます。

手続き2では手続き1で行った看護実践の検証と内省をもとに記録する言葉・表現を選択していきます。

手続き3では看護実践の継続性と一貫性を担保しながら、かつ部署内で共有しやすい書き方で看護記録を記載します。

B. 鈴木栄子さんの看護実践を検証し看護記録を記載する

あなたが自己検証を行いながら✓を入れた看護実践検証カードを表5に示します。

<u>第1段階</u>では鈴木栄子さんのトレンドと肝生検のリスクから予期せぬ心停止の原因を循環血液量減少性ショックと考え、最初の変化、急性循環障害の症状とサインおよび急性循環不全の症状とサインをリストアップしたリハーサルカードを作成しました。肝生検前後の全体観察所見とバイタルサインから選択するのはプラン緑だろうと考え、プラン黄色とプラン赤の場合の行動のリハーサルは意識的には行いませんでした。

<u>第2段階</u>ではパッと見で意識があったので多分変化はないなと感じながら患者に接しました。

<u>第3段階</u>では初期評価を行い変化がなかったのでプラン緑を選択しました。

<u>第4段階</u>ではプラン緑のバイタルサインの測定を行うことを説明し熟練したやり方でバイタルサインの測定を終了しました。

ここまで⑬**看護実践検証カード**を使って鈴木栄子さんに適用されるボックス（「第3段階」の「手続き2」の、「変化があればプラン赤を選択する」、鈴木さんには適用されないのでチェックは入っていません）に✓を入れました。✓が入ったところをまとめながら自分が行った看護の過程を言語化していきます（「第5段階」の「手続き2」）。

- 鈴木さんの病状を認識し変化を予測した
- 肝生検の早期の合併症の出血からショックに至る過程で起こる症状・サインの変化を確認した
- 思考の結果からリハーサルカードを作成しリハーサルした

表5 ● 鈴木栄子さんの最初の訪室の看護実践検証カード

チェックリスト	手続き1（観察する・評価する）	手続き2（判断する・選択する）	手続き3（決断する・行動する）	各段階のゴール
第5段階 看護実践の検証	☑各段階のゴールを達成できたかどうかを考える ☑第1段階～第4段階までに行った思考・行動にチェックを入れる	☑チェックが入った（できたこと）事実に基づいて、一連の看護実践のプロセスを言語化する ☐チェックが入らなかった原因を考える	☑記録を記載する ☑看護実践の継続性と一貫性を担保できるように記載する ☑部署内で共有できるように記載する	患者の視点・価値観で看護実践が適切に行えたかどうかを、その一連の過程の思考と行為・行動を自己検証する。看護が継続して行えるように看護過程を客観的に記録する
第4段階 プラン緑	☑患者に説明しながら不安を評価する ☐看護技術のリスクと苦痛を評価する	☐手順とリスク低減技能を確認する ☑看護技術カードの内容を患者に最適化する	☑技術実践カードを使って看護技術を行う ☐患者の安全・安心をモニタする	予定された看護を安全・確実・患者にとって安楽に行う。患者の立場で質が高く安全な看護を行う
第3段階 患者の初期評価 患者安全信号機	変化を評価する項目 ☑気道と呼吸 ☑循環 ☑意識 ☑外表	☐変化があればプラン赤を選択する ☐変化の懸念があればプラン黄色を選択する ☑変化がなければプラン緑を選択する	☑選択したプランを実行することを決断する（自分で自分に指示する） ☑選択したプランを行動に移す	患者の初期評価を行い、患者安全信号機を用いて患者の病状に応じたプランを選択し行動に移す
第2段階 患者の第一印象	☑パッと見評価で意識あり・意識なしを評価する ☑続けて全身観察を行う	☐意識なしなら心停止を考え行動する ☑全身観察で変化の予備判断を行う	☐患者に駆け寄りBLS評価「大丈夫ですか？」を開始する ☑患者に近づき初期評価を行う	患者が視野に入ったらパッと見判断を行い意識がないならBLS評価を開始、意識があれば全体観察を行う
第1段階 頭を整える	☑患者の病状・トレンドを評価する ☑リスクファクターを認識し起こりうる変化を列挙する	☑心停止の原因を考える ☑心停止にいたる経路で最初の変化、大きな変化、急激な変化を推測する ☑リハーサルカードをつくる	☑患者の全体観察をリハーサルする ☑初期評価をリハーサルする ☐プランの選択と行動をリハーサルをする	患者の病状を認識、変化を予測しプランを考え、看護実践をリハーサルする

- 鈴木さんは予想通り元気で変化はなかった
- 初期評価で変化はないと判断したので予定通りバイタルサインの測定を行った
- バイタルサインを測定するあいだの様子にも値にも変化はなく安定していた

手続き3として言語化した看護の過程をさらに要約し看護の記録を記載します。

最初の訪室のまとめ

看護実践は以下の5つの段階で構成されています。

❶ まず頭を整える
- ☑ 患者の病状を認識する
- ☑ プランBを想定したリハーサルを行う

❷ 患者のところに行ったら
- ☑ パッと見判断で意識がある・意識がないを区別する
- ☑ 意識がないならBLS評価を行い心停止・非心停止を区別する

❸ 患者に接したら
- ☑ 初期評価を行う
- ☑ 患者安全信号機を使ってプランを選択する

❹ 選択したプランを実行
- ☑ 看護実践ではプラン緑が最も多い
- ☑ プラン緑が予想されても❶～❸の段階を踏むことで患者安全が担保できる

❺ ❶～❹の看護実践の一連のプロセスを検証し看護記録を記載する

第4章 「急変させない患者観察テクニック」を用いた看護実践とその事例

4. 2回目の訪室
（肝生検から帰室して3時間後）

1 頭を整える（プランBを明確に意識する）

A. プランAの欠点とプランBの利点を認識する

　　肝生検から1時間後の訪室では、肝生検の合併症である出血が起きていると仮定し作成したリハーサルカード（第4章-3 図2）に記載した「最初の変化」はないと判断しました（プランBに基づく）。1時間後の訪室で「合併症である出血はない」と判断した根拠は、「合併症である出血がある」と仮定した場合に観察される不安な表情や様子といった「最初の変化」がないことです。

　　プランAでは「合併症による出血はない」と考えているので（表1）、患者のところに行ったら「合併症による出血はないはずだ」と考えたり、肝生検の合併症に出血があることを知っていても目の前の患者には「出血はないだろう」と考えてしまい、希望的観測をくり返すだけになってしまいます。プランAでは肝生検後、鈴木栄子さんが合併症なく経過したときに「結果的に出血は起きなかった」と判断することになります（結末が起きてしまったあとに過去を振り返り何が起きたかを知る、「結果オーライ」タイプの観察）。プランAの最大の欠点は経過中に「出血がない」ことを検証する方法がないので、鈴木栄子

表1 ● 「急変させない患者観察テクニック」に必要な仮説（プランB）の立て方と検証の論理

	仮説	仮説を検証する方法			
プランA	合併症の出血はない（希望的観測に基づくプラン）	肝生検後、順調に経過した事実から「結果的に出血はなかった」と判断する・経過観察中に「出血はない」と検証する方法がない			
プランB	出血性ショックにより心停止に至る・訪室したら最初の変化がある（プランAの正反対の仮説）	初期評価を行う	初期評価の判断	判断と仮説の検証	選択する行動
			変化がない	変化がないので仮説は棄却できる	プラン緑
			変化の懸念がある	懸念があるので仮説の棄却ができない	プラン黄色（アセスメントと対応）
			変化がある	変化があるので仮説は棄却できない・仮説が成立する	プラン赤（出血があると考え対応する）

さんの肝生検後の経過で小さな変化を観察してもそれを出血と結びつけて考えることができないことです。プランＡ（「出血はない」ので「変化はない」）で頭が準備されていると、「変化はない」という前提で患者を観察するため、変化を観察することが困難になってしまいます。

　プランＢではプランＡで採用した「合併症の出血はない」という仮説とは正反対の、「合併症の出血が起きていてショック症状が進行しやがて心停止に至る」という仮説を採用します（あなたが作成した鈴木栄子さんのリハーサルカードに反映させます）。そして、鈴木栄子さんのところに行くたびにリハーサルカードの「最初の変化」があるかないかを観察し判断します（初期評価）。初期評価で「変化がない」と判断した場合は、仮説である「合併症の出血があり最初の変化が観察される」が否定されるので、観察を行った時点ではこの仮説は成り立たないと判断しこの仮説を捨て去り（棄却）、その正反対の「合併症による出血はない」という仮説（プランＡ）が成り立つと考えます。このように、プランＢの思考回路を使うことで、患者の経過中に「合併症の出血はない」と検証する方法がなかったプランＡの欠点を解消することができます。

　肝生検から１時間後の鈴木栄子さんをプランＡで観察した看護師Ａさんと、プランＢで観察した看護師Ｂさんに「鈴木栄子さんの１時間後の訪室とバイタルサインの測定結果をどのように判断しましたか？またそのように判断した根拠はなんですか？」と質問をした場合の看護師Ａと看護師Ｂさんの考え方をみてみましょう。

　看護師Ａさんの場合は、「訪室したときの様子は特に変わりはなく、バイタルサインにも変化はないので状態は安定していると思いました」となり、「その判断の根拠は？」と質問すると「…」となるのではないでしょうか。

　看護師Ｂさんの場合は、「訪室したときの全体観察は肝生検前や直後と比べて変化はなく、バイタルサインにも変化はないので状態は安定していると思います」となり、「その判断の根拠は？」と質問すると「出血があると仮定した場合の最初の変化が観察されなかったので、いまの時点では出血があるという仮説は成り立たないと考えました」と答えるでしょう。

B. 再度プランＢを意識して頭を整える

　これから、肝生検から３時間後のバイタルサインの測定のために鈴木栄子さんを訪室するために頭を整えます。１時間後はプランＢの頭で訪室しましたが、ここで「１時間後は安定していたので今度も安定しているだろう」と考えてしまうと頭の準備はプランＡになってしまいます。プランＢに基づいた患者訪室では、患者のところに行くたびに頭をリ

セットし「合併症による出血がある」という仮説からスタートしリハーサルカードを作成します。鈴木栄子さんの事例では12時間後の訪室とバイタルサインの測定を行って変化がなければ、合併症の出血への懸念は払拭してよいと考えられます。

2回目の訪室においても**第4章-1 図2**のナースステーションで頭を整える手続きに従って準備を整えます。**第4章-3 表4**の病状認識カードと**第4章-3 図2**のリハーサルカードが再利用できる場合はそれらを使って頭を整え、訪室のリハーサルを行います。

2 患者のところに行く

患者のところに行ったら第2段階の目的を達成するために**第4章-3 図3**の手続き1〜3を順に踏んでいきます。

あなたが病室に入ると鈴木さんはゆっくりとこちらの方に顔を向けます。パッと見判断で意識はあります。

あなたは鈴木さんに近づいていきながら全体観察を行います。表情はやや不安そうな感じで、何か心配事があるときのようにときどきため息をついています。普通に仰臥していますがなんとなく体から力が抜けているような気がします。

パッと見判断では意識はありますが、全体観察では「鈴木さん、どうかしたのかな？」という印象です。

3 患者に接したら

患者に接したら第3段階の目的を達成するために**第4章-3 図4**の手続き1〜3を順に踏んでいきます。

鈴木さんに接近しながら行った全体観察では1時間後とは違う印象をもちました。その印象が何に由来するのかを初期評価で判断します。

あなたは鈴木さんに接して「具合に変わりはないですか？」と問いかけながら初期評価を行います。鈴木さんははっきりしない表情で「…そうねぇ…」という返事でした。シーソー呼吸や気道狭窄音はありません。発語もはっきりしませんが十分にできているので気

道の異常はないと評価します。呼吸のしかたは全体観察で感じた、ときどき大きなため息をするような呼吸になっているのがわかります。呼吸数はやや増加している印象ですが、努力様呼吸はありません。顔色が悪いとか冷や汗はありませんが、何か不安があるような印象を受けます。橈骨動脈を触れてみると皮膚の暖かさは感じません。脈はすぐに触れることができます。寝具と寝衣をめくって穿刺部を観察すると特に異常はありません。

あなたは前回の訪室に比べると全体観察にも初期評価にも変化があると判断します。特に初期評価ではリハーサルカード（**第4章-3 図2**）の最初の変化（**④低酸素血症・ショックカード**の「循環の変化」に相当）があると判断し、**⑨患者安全信号機カード**を用いてプラン黄色を選択します。

4 プラン黄色

A. プラン黄色の目的と手続き (図1)

プラン黄色の手続きは急な症状を訴えて外来を受診する初診患者や救急患者に対する初期対応・初期診療（あるいは救急隊が行う救急活動）と基本的には同じと考えてよいでしょう[※1]。プラン黄色で行うアセスメントは「詳細な評価・二次評価」と呼ばれる方法になります。

入院患者の病状はいつでも変化します。いまはプラン緑が選択できても、次はプラン黄色を選択しなくてはならないかもしれません。患者の病状は常に動的に変化しています。そう考えると、患者の状態がいつも安定していると想定し看護を計画したり看護を実践することが習慣になってしまうと、患者安全を担保することが難しくなることが理解できます。患者安全の視点で看護を実践するためには、患者の病状は常に動的に変化しておりいつでも変化は起こりうると考え、プランBの頭で患者の初期評価を行い、心停止につながる最初の変化があればプラン黄色を選択し、変化のアセスメントを開始できるようにならなければなりません。

プラン黄色の目的は、最初の変化・変化の懸念の原因を詳細な評価（問診、身体診察、

※1 **プラン黄色と救急医療**：これまで安定していたヒトが急な症状を訴えたり病状が急に悪化した場合の対応は、入院患者ではプラン黄色で行うが市中では救急医療システムを利用する。本書は予期せぬ心停止を対象にしているが、非心停止のプラン黄色については「救急活動シミュレーション学習」（池上敬一／編著，前田淳一／著，真興交易（株）医書出版部，2016）を参照のこと。

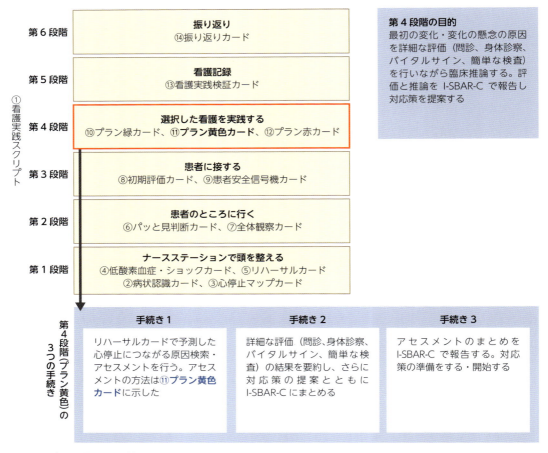

図1 プラン黄色の手続き

バイタルサインとSpO₂値測定や血糖値測定などの簡単な検査）により推論し、アセスメントの結論をI-SBAR-Cで報告し対応策を提案することにあります〔I-SBAR-Cでは、短くまとめた患者の今の病状（状況：Situation）から報告を行います〕。

アセスメントではリハーサルカードで想定したストーリーの妥当性を検証し、また変化がどれくらい大きいのか・緊急を要するのかを心停止に至る時間的な近接性（③心停止マップカードを用いる）から判断します。アセスメントは⑪プラン黄色カードを用いて行います。

B. 鈴木栄子さんにプラン黄色を実践する

プラン黄色に従ってアセスメントを始める前に、プラン黄色を選択した経緯を振り返ります。あなたが作成したリハーサルカードによれば、鈴木さんがもしも予期せぬ心停止

表2● 鈴木栄子さんのプラン黄色の実践：第1章-1 表2の知識と第3章-2 表1のルールを適用する

2回目の訪室時の鈴木さんの病状は クラスⅠ の出血と推定、まだショックの症状はない

	クラス Ⅰ	クラス Ⅱ
推定出血量（mL）	750 mL 未満	750〜1,500 mL
推定出血量（％）	15％未満	15〜30％
収縮期血圧	正常（不変）	正常（不変）
心拍数（回/分）	100回/分未満	100〜120回/分
症状・所見	意識清明、症状・所見はなく軽度の不安を呈する	意識清明、頻脈、顔面蒼白、冷汗など
よくある誤りのパターン（プランA）	小さな変化（ショックの前兆）があっても「多分大丈夫だろう」と考え異常を見逃す	「ショック？」と思っても意識が清明で血圧が保たれているのでショックを否定する
「できる」看護師の判断（プランB）	出血を予測しているので小さな変化を発見し効果的に対応する	ショックの定義を用いて「ショック」と判断し行動する

第1章-1 表2 出血性ショックの重症度分類と出血量、症状と所見

ルール	内容	説明
ルール1 いまどこか	第3章-2 ③心停止マップカードの補助カードA・Bの病態を使って循環の変化、障害、不全を区別する。「心停止に至る経路」のどの位置にいるのかを特定する	初期評価で循環の変化があると判断したら、頭のなかの心停止に至る経路を読みだし、患者がどこに位置するかを同定し、患者の命のもち
ルール2 時間を管理する	心停止に至る経路のどこにいるかを特定したら、心停止までの近接性を推測し、変化への対応を開始し時間管理と記録を行う	
ルール3 優先順位を決める	患者の予後改善・救命に最も効果がある処置を選択する。優先順位の高い処置を実行する	

クラス Ⅰ
出血量は少ない
代償性ショックの前段階

代償性ショックの前段階で心停止までは数時間の猶予がある

まず出血源の確認と出血量を把握する。この事例では腹部エコー検査を行う

第3章-2 表1 の使い方・対応のルール

に至ることがあるとすればその原因は肝生検の合併症である出血で、2回目の訪室でその最初の変化があると判断しプラン黄色を選択しました。プラン黄色の実践（第4段階）とは、患者のアセスメントによる仮説の検証になります（仮説は「出血性ショックの前兆の小さな変化がある」）。

あなたは出血性ショックの知識（第1章-1 表2）、③心停止マップカードと④低酸素血症・ショックカードの内容を思い出し、循環の変化があるときの対応ルール（第3章-2 表1）を使って鈴木栄子さんのアセスメントの戦略と方法を組み立てます（表2）。

アセスメントのゴール（図1）は鈴木栄子さんが陥っている状況（Situation）を一言でまとめ対応策の提案とともに医師に伝えることです。

まず対応ルール（第3章-2 表1）に従って鈴木栄子さんが心停止マップカードのどこに位置しているかを同定します（マッピングする、図2）。全体観察から不安さは感じとれますが、顔面蒼白・冷汗・皮膚冷感といったショック症状がないことから、鈴木栄子さんの心停止マップカードの位置は図2の黄色で記したあたりだと思われます（ショック症状があれば急性循環障害の位置）。

心停止マップカードから今から心停止に至るまでには3〜4時間以上がかかると推定

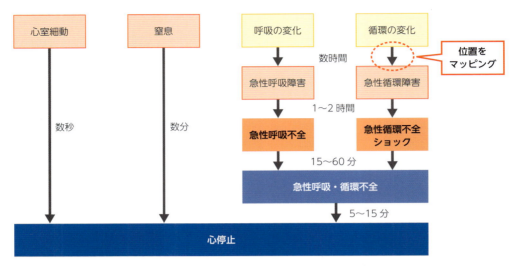

図2 ● 心停止マップカードを使って鈴木栄子さんの位置をマッピングする

できるので、今は救急蘇生の必要はないと判断しアセスメントを開始します。

あなた　「いつ頃から不安、というか、これまでとは違うかな、という感じがしはじめましたか？」

鈴木さん　「そうですね…はっきりしませんが、30分くらい前からかしら…」

あなた　「そうですか…。とりあえず血圧などを測定しますね」

　バイタルサインを測定し始める前に、代償機序により血圧は保たれていて、脈拍数は軽度増加しているだろう、と予測を立てます。測定したバイタルサインの値は**表3**に示します。

あなた　「血圧は130/90 mmHg、心拍数は95回/分、体温は36.6℃、呼吸数は16回/分です。心配ありません」（と説明しながら、「やはり代償性のショックの初期段階だろう」と考えています）。

　あなたは頭の中で肝生検前後の全体観察、意識状態、バイタルサイン、SpO_2値の変化を一覧し（**表3**）、トレンドとこれから予想される変化の推移をイメージします。**図3**に鈴木栄子さんのトレンドとこれから予想される変化（**第1章-2 図2**）に**第1章-1 表2**の出血性ショックの重症度分類を重ねたイメージを示します。

　あなたが2回目の訪室で認識した鈴木栄子さんの病状は**図3**の「2回目の訪室・最初の変化」に位置しています。まだクラスIの出血であり、今なら急変させないための対応をとることが十分可能です。あなたは状況をI-SBAR-C（**表4**）で医師に伝達します。

表3● 鈴木栄子さんの全体観察、意識、バイタルサイン、SpO₂値の推移

	入院時	肝生検帰室時	1時間後	3時間後2回目の訪室
全体観察	中肉中背で歩行や姿勢もしっかりしている。顔色は普通で表情は豊か、周囲への関心も高い。会話も弾み息づかいには異常はない	以下、看護記録からホッとした様子。「緊張したが無事に終わった」といわれる。全体観察に変化はない	鈴木さんはすぐにあなたの方に顔を向け、目で挨拶してくれた。顔色に変化なく表情からも不安は感じられない	すぐにこちらに顔を向けない。表情はやや不安そう。体の力は抜けている感じで、ときどきため息のような呼吸がある
意識	意識清明	意識清明	意識清明	意識清明
体温（℃）	36.8	36.8	36.7	36.6
血圧（mmHg）	140/90	140/88	138/86	130/90
心拍数（回/分）	70	75	85	95
呼吸数（回/分）	12	12	14	16
SpO₂（%）	98	99	測定せず	98

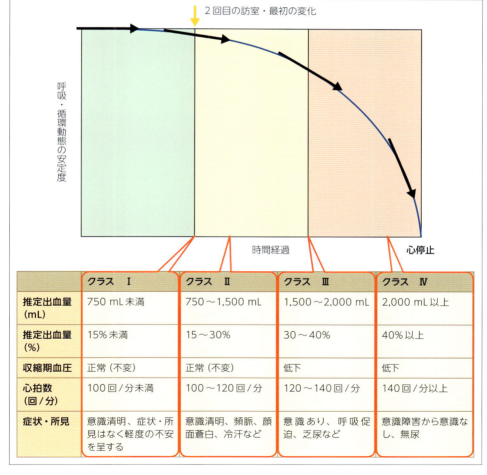

	クラスⅠ	クラスⅡ	クラスⅢ	クラスⅣ
推定出血量（mL）	750 mL未満	750〜1,500 mL	1,500〜2,000 mL	2,000 mL以上
推定出血量（%）	15%未満	15〜30%	30〜40%	40%以上
収縮期血圧	正常（不変）	正常（不変）	低下	低下
心拍数（回/分）	100回/分未満	100〜120回/分	120〜140回/分	140回/分以上
症状・所見	意識清明、症状・所見はなく軽度の不安を呈する	意識清明、頻脈、顔面蒼白、冷汗など	意識あり、呼吸促迫、乏尿など	意識障害から意識なし、無尿

図3● 鈴木栄子さんのトレンド
予期せぬ心停止を回避するために今どのように行動すべきかを選択し実行するために必要

表4 ● I-SBAR-Cの使い方

I	報告者と患者の同定 Identify	自分の所属・氏名と患者を同定する
S	患者が陥っている状況 Situation	患者が陥っている状況を一言でまとめる
B	状況に関連する背景 Background	患者の背景のなかから、今陥っている状況に関連することを選択し伝える
A	状況判断に関連するアセスメント Assessment	報告を聞いた医師が、患者が陥っている状況を自分自身で組み立てるのに必要な情報を選択して伝える
R	提案や要望 Recommendation, Request	最初の変化の原因検索ととりあえずの対応を提案する、あるいは要請する
C	指示の確認 Confirm	医師の指示があれば指示の内容を復唱し確認する

表5 ● I-SBAR-Cの使い方の例（山田二郎さん）

I-SBAR-Cでない伝え方	I-SBAR-Cでの伝え方	
呼吸器内科の○○です。若い頃からヘビースモーカーで5年前から当院の呼吸器内科に通院していて、今回は先週から調子が悪くて、少し歩いただけでも息切れがする、ということで一昨日当院の救急外来を受診した患者です。服用中のお薬は○○で、呼吸器内科の他に循環器内科で高血圧の薬をもらっています。今ネーザルで酸素投与2 L/分で投与していますが、SpO₂がいつもは酸素1 L/分で94％あるのですが、いまは92％に低下し、本人も苦しいと言っています。何か指示をください。 （質問されて）患者さんは山田二郎さんです。 （質問されて）入院診断は肺炎です	呼吸器内科の看護師の○○です。入院患者の山田二郎さん、82歳・男性の病状の報告です	I
	山田さんの酸素化能が低下し呼吸障害をきたしています	S
	もともと肺気腫があり肺炎を合併し救急外来経由で緊急入院になった患者です	B
	HOT 1 L/分でSATは94％でしたが来院時は90％でネーザル2 L/分で94％を維持していました。現在のSATは92％で軽度の呼吸困難があります。その他のバイタルは変化ありません	A
	熱は解熱傾向で痰も多くないようですので酸素流量を3 L/分にあげておきましょうか？（あとで診察する前提で）	R
	（医師の指示を確認して）リザーバー付きフェイスマスクに変更して酸素3 L/分ですね、わかりました	C

- 「消化器内科病棟の看護師の○○です。鈴木栄子さんの病状についての報告です」（I-SBAR-CのI：報告者と患者の同定）
- 「（肝生検から3時間経過しましたが）出血性ショックの最初の変化がみられます」（I-SBAR-CのS：患者の状況）
- 「鈴木さんはC型肝炎の患者さんで、肝硬変の確定診断のために午前中に肝生検を受けた患者さんです」（I-SBAR-CのB：患者の背景）
- 「肝生検から1時間目までは安定していましたが、現在、不安な表情があります。血圧は130/90 mmHg、心拍数は95回/分で2時間前と比べると脈圧が小さくなり心拍数は増加傾向です。SpO₂は98％、体温は36.6℃です」（I-SBAR-CのA：アセスメントの

要約）

- 「今後ショックに進展するのが心配なので腹部エコー検査で出血の有無を確認していただけますか？」（I-SBAR-CのR：要望、あるいは要請）

I-SBAR-Cの使い方の悪い例とよい例を表5（第2章で登場した山田二郎さんの事例を使用）に示しましたので参考にしてください。

プラン黄色を実践する（患者の病状のアセスメント）
- 入院患者に最初の変化・小さな変化があるときのアセスメントのしかた（4参照）
- 病状の認識カードとリハーサルカードを使用する（救急患者では通常、これらの情報は欠如しています）
- 最初の変化の次の変化、さらにその先に起こりうる心停止を想定する（図3）
- 「急変させないためには、そして予期せぬ心停止を回避するためには今ここで行動することが必要だ」と自分に言いきかせる
- 自分でアセスメントができる場合はアセスメントを行う
- アセスメントに自信がなければ、最初の変化・小さな変化があることを同僚・リーダーに報告する
- アセスメントを始めるまえにそれまでの全体観察、意識、バイタルサイン、SpO_2値の推移を頭に描く（表3では入院時、肝生検から帰室したとき、1時間後の3ポイント）
- 今回の全体観察、意識、バイタルサイン、SpO_2値を追加し全体のトレンドを把握する
- 「I-SBAR-C」で報告する
- 病状認識カードやリハーサルカードを使って、なぜこうなったのかの患者ストーリーのあらすじを考える
- アセスメントで得られた情報を組み立てて患者ストーリーを生成する
- 患者ストーリーをイメージしながら要点をI-SBAR-Cに置き換えていく

5 看護実践をまとめる

A. 鈴木栄子さんの看護実践（2回目の訪室）を検証し看護記録を記載する

あなたは鈴木栄子さんのアセスメントを行いその結果をもとに医師にI-SBAR-Cを用いて報告・提案を行いました。一段落つけてナースステーションに戻ったあなたは2回目の訪室とプラン黄色に基づいた行動について⑬**看護実践検証カード**を用いて検証を行います（チェックボックスに✓を入れていく、**表6**）。

肝生検から1時間後の訪室では変化はなく安定していたので、2回目の訪室では最初の訪室時に作成したリハーサルカードをそのまま再利用しました。あなたは肝生検から1時間後の病状が安定していたから次の訪室でも安定しているだろう（この考え方はプランA）とは考えません。そうではなく、肝生検のあと出血が続いているとしたら次の訪室（肝生検から3時間後）で何らかの変化があるのではないかと考えました（プランBで頭を整える）。

患者のところに行くと（第2段階）パッと見判断では意識はありましたが、全体観察では不安な表情とため息のような呼吸という前回の訪室時にはみられなかった変化がありました。

患者に接して初期評価を行うと、リハーサルカードの循環の変化（**第4章-3 図2**）で説明できる不安な様子があったのでプラン黄色を選択し、鈴木栄子さんのアセスメントを開始しました。

アセスメントでは（第4段階）「肝生検による出血が続いていてショックの前駆症状を呈している（リハーサルカードの最初の変化がある）」という仮説を検証しました。入院以降の全体観察・意識・バイタルサイン・SpO_2値の推移を把握し（**表3**）、大きなストーリーのなかで今回のバイタルサインを評価すると「肝生検による出血が続いていてショックの前駆症状を呈している」という仮説と矛盾しないと判断しました。仮説を棄却できないことから、2回目の訪室では「肝生検による出血が続いていてショックの前駆症状を呈している」と判断することが妥当で、その判断に従って対応策を考え医師にI-SBAR-Cで報告・提案することが鈴木栄子さんにとって最も安全な看護実践だと意思決定しました。

あなたはI-SBAR-Cを使って鈴木栄子さんが陥っている状況を一言でまとめ、鈴木さんの背景と状況判断の根拠（アセスメントのサマリー）、そして腹部エコー検査で出血を診

表6 ● 2回目の訪室の看護実践検証カード

チェックリスト	手続き1 →(観察する・評価する)	手続き2 →(判断する・選択する)	手続き3 →(決断する・行動する)	各段階のゴール
第5段階 看護実践の検証	☑ 各段階のゴールを達成できたかどうかを考える ☑ 第1段階〜第4段階までに行った思考・行動にチェックを入れる	☑ チェックが入った（できたこと）事実に基づいて、一連の看護実践のプロセスを言語化する ☐ チェックが入らなかった原因を考える	☑ 記録を記載する ☑ 看護実践の継続性と一貫性を担保できるように記載する ☑ 部署内で共有できるように記載する	患者の視点・価値観で看護実践が適切に行えたかどうかを、その一連の過程の思考と行為・行動を自己検証する。看護が継続して行えるように看護過程を客観的に記録する
第4段階 プラン黄色	☑ 呼吸の異常を評価する ☑ 循環の異常を評価する ☐ 意識の異常を評価する	☑ 異常の懸念があると判断したらI-SBAR-Cで報告することを選択する	☑ I-SBAR-Cで対応を提案する ☐ 受けた指示を実行する	異常や変化の懸念があればI-SBAR-Cで報告すること決断し実行する
第3段階 患者の初期評価 患者安全信号機	変化を評価する項目 ☑ 気道と呼吸 ☑ 循環 ☑ 意識 ☑ 外表	☐ 変化があればプラン赤を選択する ☑ 変化の懸念があればプラン黄色を選択する ☐ 変化がなければプラン緑を選択する	☑ 選択したプランを実行することを決断する（自分で自分に指示する） ☑ 選択したプランを行動に移す	患者の初期評価を行い、患者安全信号機を用いて患者の病状に応じたプランを選択し行動に移す
第2段階 患者の第一印象	☑ パッと見評価で意識あり・意識なしを評価する ☑ 続けて全身観察を行う	☐ 意識なしなら心停止を考え行動する ☑ 全身観察で変化の予備判断を行う	☐ 患者に駆け寄りBLS評価「大丈夫ですか？」を開始する ☑ 患者に近づき初期評価を行う	患者が視野に入ったらパッと見判断を行い意識がないならBLS評価を開始、意識があれば全体観察を行う
第1段階 頭を整える	☑ 患者の病状・トレンドを評価する ☑ リスクファクターを認識し起こりうる変化を列挙する	☑ 心停止の原因を考える ☑ 心停止にいたる経路で最初の変化、大きな変化、急激な変化を推測する ☐ リハーサルカードをつくる	☑ 患者の全体観察をリハーサルする ☑ 初期評価をリハーサルする ☑ プランの選択と行動をリハーサルをする	患者の病状を認識、変化を予測しプランを考え、看護実践をリハーサルする

初回の訪室で整えた頭とカードを再利用した（第1段階のみ）

断してほしいことを医師に伝えました。なお、その後、医師が腹部エコー検査で出血を確認し、出血性合併症に対し適切な対応を行い、鈴木栄子さんは元気に回復しました。

　あなたは2回目の訪室の看護実践検証カードの要約とその後の対応について看護記録を記述します。

6 振り返り

A. 振り返りの目的と手続き（図4）

　鈴木栄子さんのもとへ2回の訪室を行いました。ここで2回の患者訪室のパフォーマンスを振り返ってみましょう。看護実践の検証は看護実践を行うたびに行いますが、振り返りはシフトの終わりに1回行うと考えてよいでしょう。振り返りは、勤務を終えまだ職場で片付けものをしているとき、帰宅の準備をしているとき、帰宅の途上、自宅でのオフ・タイムなどさまざまな時間を使って行うことができます。

　振り返りは「できる」看護師に成長するための習慣のようなものなので読者の皆さん

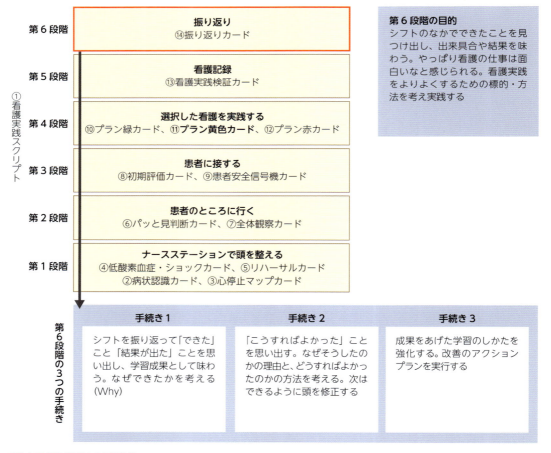

図4●振り返りの手続き

もいろいろな方法でトライしてみてください（同僚と行う、指導者と行う、自分自身で行うなどさまざまな方法があります）。

振り返り（図4）の目的は、現場のなかで仕事ができるようになった自分を自分で認めることです。できるようになったことは何でもいいのですが、例えば先月はうまくいかなかったことが看護実践に必要な知識を勉強し直したり、自分の頭をつくる方法を修正したり、やり方を変えたりすることで「今日はできた！」ということを見つけて自分を祝福しましょう。出来具合や結果を振り返りながら、やっぱりあの勉強が効果的だったなとか、あの人にコツを教えてもらったのがよかったとか、なぜできるようになったかを絞り込んでいき、自分のパフォーマンスが伸びないとき、どのような学習をすればパフォーマンスが上がるかの方法論を蓄積していきます（図4の第6段階、表7の「できたことを味わう」）。

成果とは逆に、こうすればよかった、と思うパフォーマンスもあります。そのパフォーマンスの経緯を思い出し、自分の感情、パフォーマンスにかかわった人たちの感情や対話の質、対話の目的などいわゆるノン・テクニカル・スキル[※2]と呼ばれる技能にも着目して経緯を振り返ります。看護実践を一人でやりきることはそれほど多くないと思われます。ましてプラン黄色やプラン赤を経験すると他の医療者との会話・説得・交渉など高度な対人関係技能が必要になったり、その場その場で効果的に思考する技能が必要になったり、チームをまとめながらゴールに向かうリーダーシップなどが必要になってきます。今後改善を要する思考や行動を考えるときは、あれもこれも、ではなく、せいぜい2つくらいをとり上げて対応するとよいと思います。うまくできなかったことを改善するためには、1）うまくできなかったことを認め受け入れる、2）なぜうまくできなかったかを分析する、分析のなかから改善のヒントをつかんだら、3）改善プランを組み立てる、4）プランに沿って改善行動をとる、の連続したアクションが必要になります。アクションした結果で改善が得られたらそのプランは有効だったと評価します。

B. あなたの振り返り（表7）

あなたは鈴木栄子さんの2回の訪室を振り返ります。今回は一人で頭の中で行いました。

※2 **ノン・テクニカル・スキル**：手や体を使った技術的な技能に対する用語で、考えたり、交渉したり、協働したりする技能を総称した用語。「テクニカルスキルを補って完全なものとする認知的、社会的、そして個人的なリソースとしてのスキルであり、安全かつ効率的なタスク遂行に寄与するもの」というローナ・フィリンの定義がある。

表7 ● 振り返りカード

できたことを味わう		改善を要することについて考える		
できたことは何か	できたのはどうしてか (Why)	改善を要することは何か	なぜできなかったのか (Why)	どうやって改善するか (How)
1)		1)		
2)		2)		
振り返りで発見したこと				

⑭振り返りカードを再掲する

　　　今日の鈴木栄子さんの受けもちとしてよくできたことは2回目の訪室でプラン黄色を選択し、出血に焦点を当てたアセスメントにより、医師にいいタイミングで的確な報告ができたことだと思います。
　　　プラン黄色が選択できたのはリハーサルカードで「この変化があったらプラン黄色を選択する」ことを予習していたからだと思います。
　　　予習がうまく当たったのは鈴木栄子さんの疾患と肝生検の合併症から「出血」が要注意ということを最初から認識し、出血からの予期せぬ心停止のストーリーを組み立て、警戒態勢をプランしたからだと思います。
　　　今回、鈴木栄子さんにとって安全で安心できる看護を提供できた大きな理由は、看護実践の前に患者さんの病状をきちんと認識し、何が起きるかを予測し、予測に対しさまざま場合をリハーサルしておいたことだと思いました。
　　　今回の振り返りを一言でまとめれば、趣味のフラダンスと同じように、状況を認識しリハーサルを重ねる、自信がついたら舞台に向かう、ですかね。

7　看護実践のスクリプト

　　　第4章では「急変させない患者観察テクニック」を内包する看護実践の台本（①看護実践スクリプトカード）のそれぞれの段階について詳しく説明しました（第4章-1 図2、第4章-3 図3〜6、本項 図1、4）。これらの図を統合し、看護実践とはどのような知識・技能からなる手続きを連鎖的に用いる専門的なパフォーマンス技能なのかを示します。

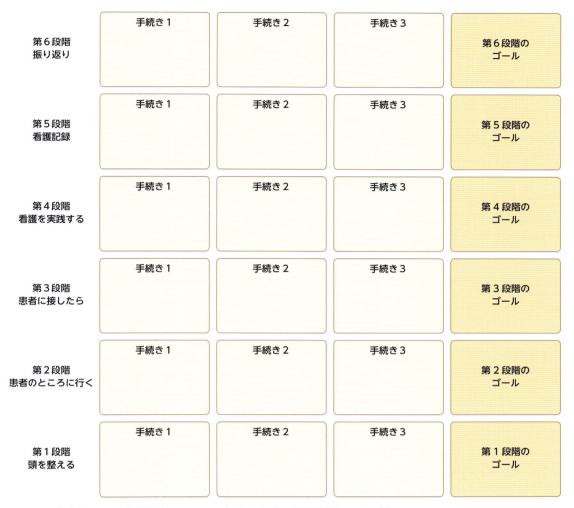

図5 ● 「急変させない患者観察テクニック」を内包する看護実践スクリプト

　まず看護実践技能は図5[※3]のように「急変させない患者観察テクニック」を内包する看護実践スクリプトとして表現することができます。6つの段階にそれぞれのゴールと、ゴールを達成するための3つの手続きがあるので、全体では18個の手続きで構成されています。

　図5の手続きに説明を加えると図6になります。図6の看護実践のスクリプトは18個

※3　図5の看護実践スクリプトはGoal-Oriented Learning Design Method（ゴールド・メソッド、日本医療教授システム学会）を使って開発された教材で、ゴールド・メソッドを用いたスクリプト学習の効果・効率・魅力を向上するためにID式・クイズとID式・知識カードを開発し本書に使っています。

第6段階 振り返り	手続き1 できたこと、改善を要することを評価する	手続き2 できた理由、できなかった理由を判断し改善策を選択する	手続き3 改善策を実行する	第6段階の ゴール
第5段階 看護記録	手続き1 看護実践カードを使って一連のプロセスを評価する	手続き2 看護過程の妥当性を判断し、記録すべきことを選択する	手続き3 看護記録を記載する	第5段階の ゴール
第4段階 看護を実践する	手続き1 プラン緑：技術実践カード プラン黄色：アセスメント実行	手続き2 プラン黄色：病状を判断し次の行動を選択する	手続き3 プラン黄色：選択した行動を実行する	第4段階の ゴール
第3段階 患者に接したら	手続き1 初期評価を行う	手続き2 患者安全信号機を使ってプランを選択する	手続き3 選択したプランを実行する	第3段階の ゴール
第2段階 患者のところに行く	手続き1 パッと見判断で意識を評価する	手続き2 意識の有無を判断し次の行動を選択する	手続き3 選択した行動を実行する	第2段階の ゴール
第1段階 頭を整える	手続き1 情報を評価する	手続き2 プランを組み立てる	手続き3 リハーサルを実行する	第1段階の ゴール

図6 ● 看護実践スクリプトを構成する18個のセル

のセルを含んでおり、第1段階の手続き1からスタートしそれぞれの段階のゴールを達成しながら18個目のセルをクリアし第6段階のゴールを達成するプロセスであり、図7のように全体をゲーム（すごろく、人生ゲーム）として考えることもできます（ゲーミフィケーション[※4]）。

本書では「急変させない患者観察テクニック」を独習用の教材としてデザインし（図8）、学習のために14のツール（**本書の使い方-1 表1**）を準備しました。本書でツールの

[※4] ゲーミフィケーション：課題の解決のためにゲームデザインの技術やメカニズムを利用する活動で、この言葉は「日常生活のさまざまな要素をゲームの形にする」という「ゲーム化」から派生。ゲームデザイン手法や仕組みを用いて問題の解決や学習デザインが可能。

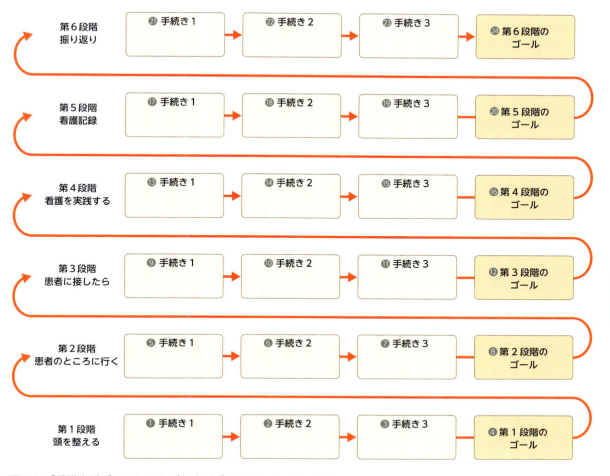

図7 ●「看護実践ゲーム」のあがり方（ゲーミフィケーション）

　使い方を理解し覚えたら、次はツールを使ったシミュレーション学習（メンタルとフィジカル）に挑戦し、ツールの使い方に習熟します。これらの使い慣れたツールは現場の看護実践においても利用することができますから、OJTにおけるジョブ・エイド（仕事で使えるテンプレートなど）として機能します。これらの使い方に慣れたツールは現場の看護実践においても利用することができます。ツールはカード化されているので、自分のメモ・ノートに貼り付けたりパウチして簡単に参照できるようにしておけば、勤務に入る前や患者のところに行く前に看護実践の手順を確認することができます（ツールをOJTのジョブ・エイドとして用いる例）。

　看護実践スクリプトと知識カードは自分が行う看護実践の一連の過程を、論理的に組み立てるために用いるツールです。病状が安定しているようにみえる患者でも変化や急変

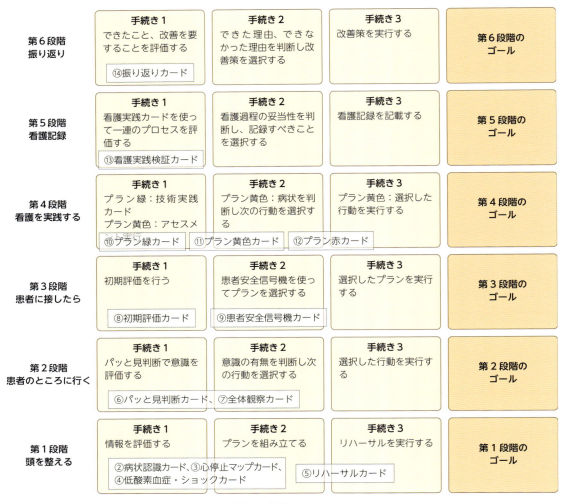

図8 ● 「急変させない患者観察テクニック」独習用教材
本書で解説している14のツール（知識カード）と、看護実践スクリプトが対応する場所を示す

は起こります。急変につながる最初の小さな変化に気づくためには、頭を切り替えプランBで心停止を予測した際の対応策をリハーサルしておく必要があります。プランBで変化を見つけるリハーサルをしておくことで、小さな変化を見つけることができ、変化があると判断した場合の対応を迅速に選択することができるようになります。

「できる」看護師の看護実践のプロセス（図7）は、6つの段階で構成され、それぞれの段階でその段階のゴールを達成するために3つの手続きを踏みます。看護実践をゲームに例えればそのルールは次の2つになります。

1. ステージ（段階）ごとのゴールを3つの手続きでクリアする（第1段階のゴールは❶

手続き1、❷手続き2、❸手続き3でクリアする)。

2. 第1段階から順にステージをクリアし最終ステージ（第6段階）のゴール（図7の㉔）を達成すればゲーム終了（上がり）。

　このゲームの達人（「できる」看護師の看護実践ができる）になるためにゲームの前後に次の2通りの思考練習を行います。まずゲームをはじめる前に、❶手続き1から㉔第6段階のゴールにたどり着くプランを口頭で説明します（計画の説明）。次にゲームを終了した後に、❶から㉔までの思考、選択、行動の妥当性を論理的に口頭で説明します（結果の説明）。計画の説明ではゲームを攻略するツール（スクリプト、知識カード）を利用します。この2通りの説明が論理的にできれば、ゲームを上がるために必要なクリティカル・シンキングができていると評価してよいでしょう。

　ゲームに上がるためのコツ（最初に難しいと感じるところ）はプランBを用いたリハーサルにあります。ここをすばやくクリアすることがゲームの達人になるための最初の関門になります。プランBの組立て方、プランBで変化を発見する方法、変化に応じたプランの選択のしかた、そしてそのプランで行う看護実践をリハーサルすることが習慣になるまで練習をくり返します。

2回目の訪室のまとめ

❶ 患者を訪室するたびに頭をリセットする：前の訪室（シフト）で変化がなくプラン緑を実行できからといって、次の訪室でも変化がなく予定された看護ができるわけではない

❷ 小さな変化を感じとったら患者アセスメント（プラン黄色）を行う：リハーサルで想定したストーリーに基づきアセスメントを開始する

❸ ストーリーを組み立てI-SBAR-Cでまとめる：ストーリーの妥当性をアセスメントで検証する。納得できるストーリーができたらI-SBAR-Cでまとめる

❹ 提案型I-SBAR-Cを心がけリーダーシップを育てる：「患者を護り抜く」には決断力と実行力、すなわちリーダーシップが必要になる。提案型I-SBAR-Cを心がけることで患者アセスメント技能が向上しリーダーとして自信がついていく

第5章
メンタル・シミュレーション
で練習

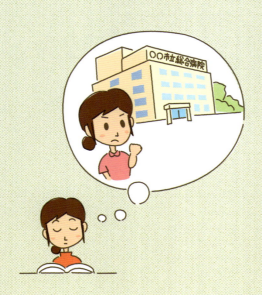

状況設定

a. 学習ゴール

学習のゴール(目標)は、「急変させない患者観察テクニック」を使いながら予定された看護を実践することです。

b. あなたの役割と使命

あなたは○○市立総合病院(300床の急性期病院)の○○病棟(受けもち患者によって変わります)に所属する看護師です。これから日勤の看護師として患者を受けもちます。

あなたは「急変させない患者観察テクニック」を使いながら予定された看護を実践し、患者がその日の目標を安全に確実に達成することをめざします。

c. シミュレーションのルール

◆ **シナリオ提示**

シナリオは、患者カード、診療計画カード、指示カード、プログレスノート・看護記録カードの4枚のカードで提示します。指示カードを見て看護を実践してください。

◆ **シナリオの進行**

シナリオは以下のように進行します。

1. 頭を整える(①看護実践スクリプトカードの第1段階)
2. 患者のところに行ったら(①看護実践スクリプトカードの第2段階)
3. 患者に接したら(①看護実践スクリプトカードの第3段階)
4. 選択したプランの実行(①看護実践スクリプトカードの第4段階)
5. 看護実践の分析と看護記録(①看護実践スクリプトカードの第5段階)
6. 振り返り(①看護実践スクリプトカードの第6段階)

シナリオの進行に従って必要な患者情報はその段階で適宜提供します(第3段階の患者に接して行う初期評価の情報など)。

◆ **練習のしかた**

第4章の鈴木栄子さんの事例で行ったように第1~6段階までの看護を頭の中で実践していきます。各段階のはじめにあなたへの指示やクエスチョンがありますので、指示に従ったりクエスチョンへの答えを考え看護を組み立ててください。

各段階の終わりに「できる」看護師ならどのように考えどのように行動するかの例をイグザンプル(example)として示しました。

シナリオのまとめの項目にはそのシナリオにおける「急変させない患者観察テクニック」のポイントをまとめました。

◆ **14枚の知識カード(ツール)**

練習目的のシミュレーションでは14枚(①~⑭)のツールを使用してください。自信がもてるようになったら手元のツールを裏返し、頭の中のツールを使うようにしてください。

それでは「急変させない患者観察テクニック」(**第4章-4 図8**)を使いながら看護を実践してください。

第5章 メンタル・シミュレーションで練習

1. シナリオ1　整形外科病棟・個室：斉藤恵子さん（82歳・女性）

斉藤恵子さんの患者カード（表1）、診療計画カード（表2）、指示カード（表3）、麻酔・手術記録・帰室時の記録（図1）とプログレスノート・看護記録（図2）を示します。

1 頭を整える

病状認識カードとリハーサルカードを作成しリハーサルを行ってください。

A. イグザンプル

「斉藤恵子さんの病状認識カードの例」（表4）を参照。
「斉藤恵子さんのリハーサルカードの例」（図3）を参照。

表1 ● 斉藤恵子さんの「患者カード」

入院年月日	○○年4月7日
患者氏名、年齢・性別	斉藤恵子、82歳・女性
入院時の診断（病棟）	右大腿骨頸部骨折（整形外科病棟）
現病歴	自宅で自立した生活を過ごしていた。庭先でつまづいて転倒し受傷。近くの整形外科を受診し手術目的で4月7日に入院
医師のプラン	4月9日に人工骨頭置換術予定
基礎疾患（現在治療中の疾患）	高血圧で内服治療中、糖尿病で内服治療中
既往歴	60歳のときに心筋梗塞でバイパス手術を受けた
アレルギー歴	特になし
家族歴・生活歴	夫と同居。近くに住む次女がキーパーソン。食事は普通のもの。硬いものをよく噛んで食べるのが好き（お肉など）
ADL	自宅内自立、近所の買い物も一人で出かける
入院時の全体観察	やや肥満気味で、自立はしているが筋力低下は年齢相応。顔色は普通で表情は平坦。周囲への関心はある。自宅が好きとのこと。質問にはちゃんと答えられる。息づかいは普通
入院時バイタルサイン	意識清明。血圧：150/100 mmHg、脈拍：75回/分、呼吸数：12回/分、体温：36.8℃、SpO$_2$：97％

表2● 斉藤恵子さんの「診療計画カード」（整形外科病棟・個室）

患者氏名、年齢・性別	斉藤恵子、82歳・女性
病名、入院診断名	右大腿骨頸部骨折
手術予定年月日、術式	○○年4月9日人工骨頭置換術
術後管理と推定される入院期間	クリニカルパス使用。回復期リハ病院へ転院依頼済み。予定入院期間は14日間
合併症など	出血、感染症、肺炎、心筋梗塞、肺塞栓症、褥瘡

表3● 斉藤恵子さんの「指示カード」（整形外科病棟・個室）

年月日	○○年4月10日（術後1日目）
患者氏名、年齢・性別	斉藤恵子、82歳・女性
点滴・注射	なし
内服	外来で処方された内服を継続
安静度	ベッド上安静、起座位90°可、ポータブルトイレ使用
食事	普通食
疼痛時の臨時指示	疼痛時はアセトアミノフェン坐剤50mg使用、4時間あけて3回まで
バイタルサインの測定	6時、11時、20時

○○年4月9日　麻酔・手術記録

麻酔導入に特に問題なし。

予定通りの人工関節置換術を開始

出血は予想範囲内で輸血は行わず。

予定手術時間内で手術を終了。

麻酔からの覚醒も問題なく、意識、気道・呼吸、循環も麻酔導入前に回復。

○○年4月9日　帰室時の記録

呼びかけで開眼し「痛みは大丈夫ですか？」の質問に「大丈夫です」との返答あり。

酸素：4L/分でSpO$_2$：100％。血圧：155/98 mmHg、脈拍：95回/分、呼吸数：12回/分、体温：37.2℃

図1● 斉藤恵子さんの麻酔・手術記録と帰室時の記録（整形外科病棟・個室）

プログレスノート

〈4月10日〉

午前　9：00

疼痛はコントロールされ経口摂取も良好。発熱なし。

看護記録

〈4月10日〉

午前　6：00

昨日は大変だったが今朝から楽になったと言われる。特に訴えはない。

意識清明、血圧：150/100 mmHg、脈拍：75回/分、呼吸数：12回/分、体温：36.8℃、SpO$_2$：97％

図2● 斉藤恵子さんの「プログレスノート」と「看護記録」（整形外科病棟・個室）

表4 ● 斉藤恵子さんの病状認識カードの例

分類	項目	病状に関するチェック項目	評価のチェックリスト
診断	入院時病名 術後合併症	疾患名：右大腿骨頸部骨折、人工骨頭置換術 術後合併症：出血、感染症、肺炎、心筋梗塞、肺塞栓症、褥瘡	☑ 人工骨頭置換術の適応と合併症について説明できる ☑ 死因につながる合併症や身体障害の説明ができる
	入院の目的：診断、重症度、入院中の心停止のリスク	疾患の重症度：高齢のため手術侵襲が大きい（手術のメリットがリスクを上回る） 手術による心停止のリスク：肺塞栓症、心筋梗塞	診断と重症度、検査・治療・手術の心停止のリスク ☐ 入院中の心停止のリスクは考えにくい ☑ 入院中に心停止になるリスクがある
トレンド	過去2～3年のトレンド	ADLは保たれ急な低下はなかった、あるいは加齢により説明できる範囲の低下にとどまった	☑ 安定している ☐ 不安定（悪化・改善をくり返す） ☐ 悪化傾向
	入院までの現病歴のトレンド	家庭内事故での受傷であり、病状悪化による発症ではない	☑ 安定している ☐ 不安定（悪化・改善をくり返す） ☐ 悪化傾向
	入院後経過・入院生活のトレンド	特に変化はなかった	☑ 安定している ☐ 不安定（悪化・改善をくり返す） ☐ 悪化傾向
生理的予備能力	呼吸機能	いつもの生活での呼吸機能、酸素消費量が増加したときの代償・症状	☑ 安定している ☐ 不安定 ☐ 日常生活の質が低下してきている
	心血管系の機能	ADLの低下、酸素消費量が増大したときの代償・症状	☑ 安定している ☐ 不安定 ☐ 日常生活の質が低下してきている
心停止の原因	**低酸素血症**（上気道の閉塞、下気道の酸素化能低下）	軽度肥満、安静臥床などのリスクがあれば肺塞栓症の発症を常に念頭において患者を診ることを習慣にする。肺塞栓症では症状は突発するので発症するまでは呼吸状態は安定している	☑ 呼吸は安定している ☐ 呼吸の変化の症状・サインがある ☐ 症状・サインは増悪傾向にある
	循環血液量減少性ショック（出血、脱水、腹膜炎、熱傷）	手術では必ず出血性ショックによる心停止のリスクを念頭において患者を看ることを習慣にする	☐ 循環は安定している ☐ 原因がなく可能性はない ☑ 原因があり可能性がある
	血管分布異常性ショック（アナフィラキシー、敗血症）	アナフィラキシー：抗原への曝露の可能性、呼吸器・消化器症状 敗血症：感染巣の存在（蜂窩織炎、腎盂腎炎、軟部組織感染症）	☐ 抗原への曝露の機会がある ☐ 感染症・感染巣がある ☑ 循環は安定している
	心外閉塞性ショック（緊張性気胸、肺塞栓、心タンポナーデ）	緊張性気胸：気道内圧の上昇、外傷 肺塞栓：安静・長期臥床などの誘因	☐ 誘因や原因はなく可能性は少ない ☑ 誘因や原因があり可能性がある ☐ 緊張性気胸ではないことを説明できる
	心原性ショック（心筋梗塞、重度不整脈、弁膜症）	他のショックの原因が否定されるショック、症状のある不整脈の存在、発作性の不整脈の既往	☐ 心拍出量が適切かどうかの評価ができる ☐ 心拍出量が低下する既往症や基礎疾患がない ☑ 心拍出量が低下する既往歴や基礎疾患がある

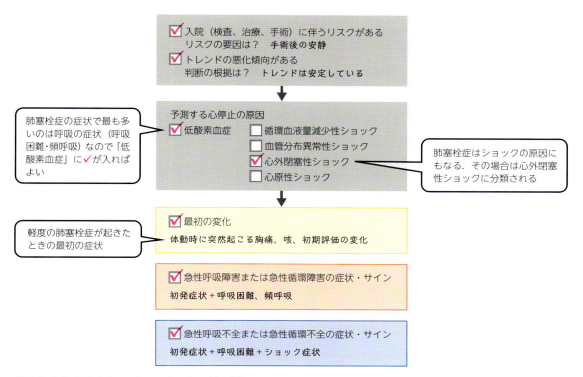

図3 ● 斉藤恵子さんのリハーサルカードの例

　「できる」看護師は医療行為で組織を切ったり（外科手術）、刺したり（穿刺、針刺し）する処置を受ける患者では、出血性の合併症と出血に起因する予期せぬ心停止のリスクを念頭におきプランBで考え行動することを習慣化しています。

　同じように深部静脈血栓症のリスクのある患者では肺塞栓症の発症を予測し、体位変換や車いす移乗などの体動時には患者に声をかけながら反応を確認しつつ手順を進めるなどの工夫をしています。

　肺塞栓症について知識が曖昧な場合は「肺塞栓症のジャスト・イン・タイム知識[※1]（表5）」で確認してください。

※1　ジャスト・イン・タイム（just-in-time: JIT）、JIT知識：講義で知識を学ぶよりもメンタル・シミュレーションのような応用の文脈のなかで必要とされる知識を学ぶほうが、学習の効果・効率・魅力が高い（状況のなかの学習）。JIT知識は本書の造語。メンタル・シミュレーションの文脈に従来講義で行っていた知識教育の知識を埋め込んだり、この表5のように文脈で使いやすい形で整理し提示することで、知識の何が重要なのか・知識をどのように使えばよいのかがわかると同時に、臨床のなかでの知識学習の仕方（認知的方略）の獲得を誘導する。

表5● 肺塞栓症のジャスト・イン・タイム知識

	斉藤恵子さんの看護実践を安全に行うための知識	
病態	なぜ起こるのか？	血液が固まりやすい、静脈内血液の流れが悪い、静脈が傷ついている、の3つの状態が、静脈血栓から肺塞栓症を起こしやすくする。肺塞栓症と深部静脈血栓症は関係が深い病気で、2つを合わせて静脈血栓塞栓症と呼ぶ
	起こりやすい状態は？	・入院中の患者では起きやすい ・手術後、けがや骨折の後、活動性のがん、4日以上ベッドで寝たきりはリスクファクター ・高齢者では起こりやすくなる ・肥満もリスクファクター
	死亡率	心筋梗塞よりも死亡率が高い
症状・サイン	深部静脈血栓症の症状	下肢の腫脹・はれ、痛み、皮膚の色の変化が約半数の肺塞栓症にみられる。特に片側の脚に症状が出た場合は深部静脈血栓症を考える
	肺塞栓症の症状と全体観察・初期評価の変化	多い順に：呼吸困難（呼吸の変化）、胸痛（表情の変化）、冷や汗（額をみたり腕を触ったり）、意識低下（呼びかけに返事がない、ぐったりする）、動悸（顔色が悪くなる、表情の変化）、咳が出る（呼吸の変化）
対応	全体観察・初期評価の変化があったら	体動中に肺塞栓症が起きたと考えたら（プラン赤）、看護を中断する、酸素投与を開始する、医師に報告する、を行う。診断と治療（薬、カテーテル治療、外科手術）を迅速に行う

2　患者のところに行ったら

　午前10時、斉藤恵子さんから「ポータブルトイレを使いたい」とナースコールがありました。
● あなたが斉藤さんの部屋に入って行う手続きを予習してください。
● 斉藤さんのパッと見判断を予測してください。
● 斉藤さんの全体観察では何を観察しますか？
● また全体観察ではどのような所見があれば<u>変化はなさそう</u>だと判断しますか？
● あるいは全体観察でどのような所見があれば<u>変化がありそう</u>だと判断しますか？

A．イグザンプル

　病室に入り斉藤さんが視野に入ったらパッと見判断と全体観察を行います（第4章-3図3）。
　あなたが斉藤さんのところに行くと斉藤さんは入口の方に顔を向けて、あなたが来るのを待っていたようです。パッと見判断で「意識あり」と判断し、続けて全体観察に移ります。顔色に変わりはないようですが手術による痛みがありそうな表情をしています。斉藤さん

はベッド上に仰臥し安静にしています。呼吸にも乱れはなく安静な呼吸をしています。

　全体観察を行うときにはいつもの様子をイメージしておきます（患者さんの姿を映画の一場面のように頭の中に描き、いつもの開眼、視線、顔色、表情、姿勢、呼吸の様子を再現しておきます）。全体観察では事前に頭の中に描いておいたイメージと、目の前の患者の全体観察のイメージを比較します（いつもの様子と今の様子をオーバーラップして違いを感じとります）。開眼、視線、顔色、表情、姿勢、呼吸の様子のどれかに変化があれば、全体観察で「変化あり」と判断し、患者に接して初期評価を行い、初期評価の判断に応じてプランを選択します（患者安全信号機）。

　全体観察を行い「変化はない」と判断し鈴木さんの方に近づいていきます。療養環境は整頓されポータブルトイレも適切な位置に置いてあります。

3　患者に接したら

　あなたは斉藤さんに接して足を止めます。
- ⑧**初期評価カード**を裏返して、患者に接してあなたが視覚を使ってチェックする項目を気道、呼吸、循環、意識、外表の順に列挙してください。
- ⑧**初期評価カード**を表にして目で見てチェックする項目を確認してください。

A. イグザンプル

　斉藤さんに「いかがですか？」と声をかけると「だいぶいいみたいです」とはっきりした返事が返ってきました。返事を聞きながらあなたは胸とお腹の動き、顔色や冷汗の有無をチェックします。気道狭窄などの異常はなく、呼吸は安定しています（変化がないことと同じ意味で使います）。循環、意識にも異常はなく、見える範囲の外表所見にも変化はみられません。

　あなたは初期評価で変化がないと判断したので、⑨**患者安全信号機カード**を使って判断（変化がない）に対応するプラン緑（ポータブルトイレを使っての排泄を介助する）を選択します。

　次に選択したプラン緑を実行に移します。

4 選択したプランの実行

- プラン緑を実践する際にはあなたはどのような手続きでプラン緑を実践しますか？
- プラン緑を実践するあなたの手順を説明してください（メモ書きしてください）。

A. イグザンプル

　　　　プラン緑、すなわち予定された指示や看護を実行するには⑩**プラン緑カード**の第4段階の手順を使います。
　　　　まず患者にこれから行うことを説明し、患者の不安や苦痛を評価します。

あなた　「これからポータブルトイレへの移動をお手伝いしますが、痛くないようにしっかりお手伝いしますから安心してくださいね」
斉藤さん「お願いしますね」

　　　　と返事が返ってきたため、特に不安はないようだと判断しました。右の人工骨頭置換術なので、「車いすに移乗する」あるいは「ポータブルトイレに移動する」の看護技術カードを思い出し、危険・苦悩を回避する技能を斉藤さんに最適化します。
　　　　斉藤さんのリスクはポータブルトイレに移動することで深部静脈血栓症が静脈壁から剥がれ落ち静脈流にのって肺動脈が詰まること、すなわち肺塞栓症を引き起こすことです。「できる」看護師は、行動しながら振り返り次の行動を選択する、実践のなかの振り返り（reflection-in-action）の技能を習慣化しています（**第3章-2 ⑩プラン緑カードの補助カードB**）。斉藤さんをポータブルトイレに移動する実践は次のように慎重に行います。

あなた　「これからポータブルトイレに移動しますが、急に胸が苦しくなったり痛くなったりしたときはすぐに教えてください」
斉藤さん「大変なことが起こるんですか？」
あなた　「大丈夫です。大変なことにならないように注意しながら移動しましょう」
斉藤さん「わかりました」

　　　　あなたは斉藤さんの背中に腕を回し「これから上半身を起こします、いいですか？」

と声をかけつつ反応を確認しながら上体を起こしていきます。初期評価（特に呼吸、循環と意識）に変化はないか、胸の症状の訴えはないかを監視（モニタ）します。表情や呼吸の様子に変化はありません。胸痛や呼吸苦の訴えもありません。変化がないことを確認しながらさらに上体を起こしていきます。

　これが技術実践カード（**第3章-2 ⑩プラン緑カードの補助カードB**）の行動しながら振り返る・次の行動を選択するの具体的な例になります。このサイクルを回し続けることで看護実践を安全に確実に行うことができます。

　あなたは初期評価で患者に変化がないと判断しました。次に患者安全信号機を使ってその判断に応じた看護プランであるプラン緑を選択しました。プラン緑に従って技術実践（斉藤さんをポータブルトイレに移動する）を実践していきますが、「急変させないため」「予期せぬ心停止にしないため」に最も重要なことは、看護技術をひと手順進めるごとに患者の全体観察と初期評価を行い変化があるかないかを判断し、変化がないことを確認したら次の手順に進むという実践のなかの振り返り（reflection-in-action）のサイクルを使った技術実践のしかたになります。

B. イグザンプルを読み終えたら

　あなたは「4 選択したプランの実行」の説明を読みました。説明を理解し納得することで、あなたが今もっている知識はそれまでにもっていた知識と違うものになるでしょう。すなわち、すでにもっていた知識に新しい知識が関連付けられ、知識が発達を遂げているはずです。以下の問いは、最初の問いと全く同じですが、あなたの回答は違ってくると予想されます。

　では今のあなたの考えを述べてください。

- プラン緑を実践する際にはあなたはどのような手続きでプラン緑を実践しますか？
- プラン緑を実践するあなたの手順を説明してください（メモ書きしてください）。

5　看護実践の分析と看護記録

　斉藤恵子さんではプラン緑を選択し実行したので看護実践検証カード（**表6**）にはプ

表6 ● 斉藤恵子さんの看護実践検証カードの例

チェックリスト	手続き1（観察する・評価する）	手続き2（判断する・選択する）	手続き3（決断する・行動する）	各段階のゴール
第5段階　看護実践の検証	☐ 各段階のゴールを達成できたかどうかを考える ☐ 第1段階～第4段階までに行った思考・行動にチェックを入れる	☐ チェックが入った（できたこと）事実に基づいて、一連の看護実践のプロセスを言語化する ☐ チェックが入らなかった原因を考える	☐ 記録を記載する ☐ 看護実践の継続性と一貫性を担保できるように記載する ☐ 部署内で共有できるように記載する	患者の視点・価値観で看護実践が適切に行えたかどうかを、その一連の過程の思考と行為・行動を自己検証する。看護が継続して行えるように看護過程を客観的に記録する
第4段階　プラン緑	☐ 患者に説明しながら不安を評価する ☐ 肺塞栓の発症の初発症状を思い出す	☐ ひと手順実行したら全体観察・初期評価で変化を判断する、変化がないことを確認したら次の手順を行うことを確認する（reflection-in-action）	☐ 技術実践カードを使って看護技術を行う ☐ 患者の安全・安心をモニタする（手続き2で確認した手順を実行する）	予定された看護を安全・確実・患者にとって安楽に行う。患者の立場で質が高く安全な看護を行う
第3段階　患者の初期評価　患者安全信号機	変化を評価する項目 ☐ 気道と呼吸 ☐ 循環 ☐ 意識 ☐ 外表	☐ 変化があればプラン赤を選択する ☐ 変化の懸念があればプラン黄色を選択する ☐ 変化がなければプラン緑を選択する	☐ 選択したプランを実行することを決断する（自分で自分に指示する） ☐ 選択したプランを行動に移す	患者の初期評価を行い、患者安全信号機を用いて患者の病状に応じたプランを選択し行動に移す
第2段階　患者の第一印象	☐ パッと見評価で意識あり・意識なしを評価する ☐ 続けて全身観察を行う	☐ 意識なしなら心停止を考え行動する ☐ 全身観察で変化の予備判断を行う	☐ 患者に駆け寄りBLS評価「大丈夫ですか？」を開始する ☐ 患者に近づき初期評価を行う	患者が視野に入ったらパッと見判断を行い意識がないならBLS評価を開始、意識があれば全体観察を行う
第1段階　頭を整える	☐ 患者の病状・トレンドを評価する ☐ リスクファクターを認識し起こりうる変化を列挙する	☐ 心停止の原因を考える ☐ 心停止にいたる経路で最初の変化、大きな変化、急激な変化を推測する ☐ リハーサルカードをつくる	☐ 患者の全体観察をリハーサルする ☐ 初期評価をリハーサルする ☐ プランの選択と行動をリハーサルをする	患者の病状を認識、変化を予測しプランを考え、看護実践をリハーサルする

（手続き2への注記）斉藤恵子さんの看護実践に合わせて項目を変更・調整する

（手続き3への注記）斉藤恵子さんに合わせて確認した手順を実行する

ラン黄色・プラン赤はありません。

あなたができたと思うところに✓を入れてください（第4章-1 図2、第4章-3 図3～6を利用します）。チェックする項目の内容は、斉藤恵子さんに合わせて適宜調整・変更します。

今回は以下が実行できたかチェックできるように調整しましょう。斉藤恵子さんをポータブルトイレに移動する際は（プラン緑）、肺塞栓症の症状がどのように観察できるのかを

考え（第4段階の「手続き1」、肺塞栓症のジャスト・イン・タイム知識）、ポータブルトイレに移動するシーンを頭の中でコマ送りしながら全身観察・初期評価の変化と行動をリハーサルしていきます（第4段階の「手続き2」）。リハーサル（頭の中でやってみる）ができたら手続き3で実行・行動します（実際に体を動かして実行する・行動する）。

6 振り返り

振り返りの方法には実践のなかの振り返り（reflection-in-action、**第3章-2 ⑩プラン緑カードの補助カードB**）と実践を終えてから行う振り返り（reflection-on-action）があります。ここでは後者の振り返り（reflection-on-action）について説明します。

看護実践の単位（一人の患者に対し、患者のところに行って看護を行い看護記録を記載する）は、ナースステーションでリハーサルをする（第1段階）、患者のところに行く（第2段階）、患者を初期評価しプランを選択する（第3段階）、プランを実行する（第4段階）、看護実践を検証し看護記録を記載する（第5段階）、看護実践を振り返る（第6段階）

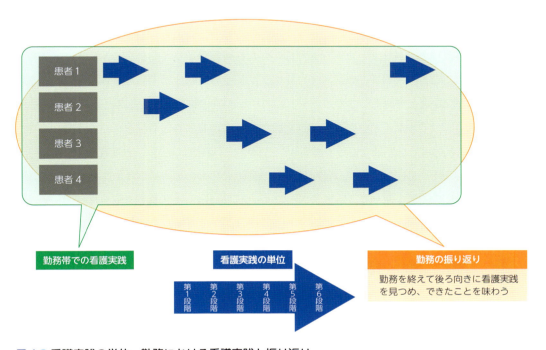

図4 ● 看護実践の単位、勤務における看護実践と振り返り

で構成されています（図4の看護実践の単位）。

看護師は勤務で受けもった患者に対し複数回の看護を実践しますから、1回の勤務ではかなりの単位数の看護実践を行うことになります。看護実践の振り返りは看護実践の単位ごと、あるいは勤務で実践したすべての看護（勤務の振り返り）に対して行います（図4）。

シナリオ1では右大腿骨頸部骨折に対し人工骨頭置換術を受けた斉藤恵子さんをポータブルトイレに移動しました。この経験を例に振り返りの練習をしてみましょう。振り返りではまず「できたこと」を味わいなぜできるようになったのかを考え、次に改善を要することについて考えます。自分で自分の看護実践の振り返りができるようになること（振り返りの技能を獲得する）が、看護師として発達していくための大きなエンジンになりますからしっかり練習してください。

振り返りの視点、すなわち「できた」「改善を要する」を判断する視点は、「自分」におくのではなく「看護の対象である患者」におきます。「自分ではできました。でも患者が安楽だったかどうかはわかりません」（自分の視点）ではなく、「看護技術カードと技術実践カードを使いながら患者さんに最適化した看護を実践し、患者さんに苦痛なく変化がないことを確認しながら安全に目的を達成したのでうまく看護実践ができたと判断しました」（患者の視点）という風に、患者の視点・満足度・価値観と看護実践の目的の視点で自分の実践を振り返ります。

A. イグザンプル

⑭**振り返りカード**を使った振り返りのしかたを斉藤恵子さんの事例で示します。あなたは「できたこと」として、斉藤恵子さんに対して全体観察・初期評価を連続的に行いながら変化がないことを確認しつつポータブルトイレへの移動を終了したことをあげました。振り返りでは「できたこと」がなぜできたのかの理由、すなわち斉藤恵子さんを急変させないためにどのような知識を使って患者観察を行い、「変化がない」ことをどうやって判断しながら斉藤恵子さんに最適化した看護技術を実践したのかの基本的な考え方を確認します。

肺塞栓症の知識を使って斉藤恵子さんのポータブルトイレへの移動を安全・確実に行った経験から、知識があること、知識を使って看護技術ができることと、知識を使って看護を安全に実践できることの関連を図5に示しました。⑭**振り返りカード**の「できたことは何か」が「斉藤恵子さんの全体観察・初期評価を連続的に行いながら変化がないことを確認しつつポータブルトイレへの移動できた」とした場合、「できたのはどうしてか」のwhyに対する説明が図5になります。

講義・研修を行えば「知識がある」「筆記試験で合格できる」レベルの学習成果を達成

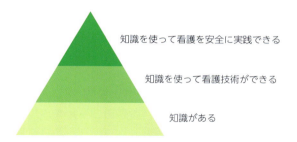

知識を使って看護を安全に実践できる	・急変させない患者観察テクニックの知識カードが使える ・肺塞栓症の知識を使った全体観察と初期評価のしかたを考える ・ベッド上から車いす・ポータブルトイレに患者を移動する看護技術と技術実践の知識を応用できる
知識を使って看護技術ができる	・ポータブルトイレに患者を移動する知識を使って、患者をポータブルトイレに移動する
知識がある	・肺塞栓症の知識がある（質問されたら返答できる）

図5● 知識があること、知識を使うことと患者安全の関係

することができます。演習やスキルトレーニングを行えば「知識を使って看護技術ができる」「実技テストで合格できる」レベルの学習成果を達成することができます。しかしこれらの2つのレベルの学習を達成すれば、その上位目標の「知識を使って看護を安全に実践できる」かといえばそうではありません（「達成できるだろう」と希望的に考えるのは本書でいうプランAに相当します）。上位目標である「知識を使って看護を安全に実践できる」ようになったかどうかは、メンタル・シミュレーションでパフォーマンスをチェックし（⑬ **看護実践検証カード**の目的）、さらに振り返りで看護実践スクリプトを使って、患者に最適化した看護の手順を実行し、結果的に安全・確実に看護が実践できたことを確認することで評価します（**第4章-1 図1**の3層構造を参照）。

　メンタル・シミュレーションで使った振り返りの方法は看護実践の臨床でも応用できます。看護学生が新人看護師に、そして新人看護師が「できる」看護師に連続的に発達するためには、自分で自分自身の看護実践を振り返り、自分の発達のレベルを確認し次の発達に何が必要なのかを判断し、発達するための学習プランを立案・実行する技能が必要になります。それが振り返りの技能になります。振り返りの技能を早い時期に獲得することで、その後の発達の効果・効率・達成感を高めることができます。

　振り返りの技能は、講義の内容を暗記する勉強のしかたや看護技術だけの練習で獲得することが困難です。振り返りの技能は、振り返りの練習をくり返すことでしだいに身についてきます。振り返るには振り返る対象、すなわち看護実践の経験が必要になります。本書を使った学習では臨床で振り返りができるようになるために、メンタル・シミュレー

ションで振り返りの練習をする、振り返りを行うためにシナリオで看護実践をやってみるという構成になっていますから、ぜひ納得できるまでくり返し読むようにしてください。

シナリオ1のポイント

- 看護実践スクリプトの段階に従って、各段階のゴールを達成するために手続きを順番にふんでいきます（第4章-4 図8）。
- 斉藤恵子さんを安全にポータブルトイレに移動するためには、体動により肺塞栓症が起きていないことを全体観察・初期評価により判断しながら手順を進めていきます（実践のなかの振り返り、reflection-in-action）。
- 看護を安全に実践するには肺塞栓症の知識を斉藤恵子さんに当てはめる技能、患者に最適化した看護技術を考え実践する技能、実践のなかの振り返りの技能の3つが必要になります。
- 斉藤恵子さんの振り返り（第6段階）で知識を使って看護を安全に実施できる技能の3層構造を示しました。

2. シナリオ2　内科混合病棟・個室：安藤浩三さん（54歳・男性）

安藤浩三さんの患者カード（表1）、診療計画カード（表2）、指示カード（表3）、プログレスノート・看護記録（図1）を示します。

表1 ● 安藤浩三さんの「患者カード」（内科混合病棟・個室）

患者氏名、年齢・性別	安藤浩三、54歳・男性
入院時の診断（病棟）	糖尿病、左下腿蜂窩織炎
現病歴	1週間前から左下腿が痛かったが、仕事はできていた。4日前から痛くて歩くのが大変になり、3日前からは発熱もあった。今日は関節も痛くて頭も痛いので糖尿病内科外来を受診した
医師のプラン	糖尿病、左下腿蜂窩織炎、血糖値のコントロール不良
基礎疾患（現在治療中の疾患）	糖尿病で内服治療、高血圧で内服治療
既往歴	40歳のときに右鎖骨骨折（自転車事故）
アレルギー歴	特になし
家族歴・生活歴	録音スタジオの技師、一人暮らし
ADL	社会生活を送っている
入院時の全体観察（車いすで形成外科外来から移送）	車いす。38.5℃の発熱がありつらそうな表情。目は開いている。姿勢もやや傾いている。受け答えは普通。左足をかばう感じ。顔色はやや悪い（普段から？）、呼吸は少しハァーハァーしている感じ
来院時バイタルサイン	意識清明。血圧：120/65 mmHg、脈拍：80回/分、呼吸数：14回/分、体温：38.8℃、SpO$_2$：99％
検査所見	CRP：25 mg/dL、WBC：18,000 cmm、Glu：190 mL/dL、HbA1c：8.6％、電解質・腎機能は正常

表2 ● 安藤浩三さん「診療計画カード」（内科混合病棟・個室）

入院年月日	○○年7月20日（外来受診からそのまま入院となった）
患者氏名、年齢・性別	安藤浩三、54歳・男性
基礎疾患、入院診断名	糖尿病、左下腿蜂窩織炎
治療方針 検査など	抗生剤による治療（静脈内投与） 外来で血液培養提出
推定される入院期間	7日間
合併症など	蜂窩織炎の拡大、高血糖、昏睡、敗血症

表3● 安藤浩三さんの「指示カード」（内科混合病棟・個室）

年月日	○○年7月20日（午後1時に入院）
患者氏名、年齢・性別	安藤浩三、54歳・男性
点滴	抗生剤△△2 grを朝・夕の2回点滴
内服	高血圧と糖尿病の内服を継続
食事	糖尿病食
モニタ装着	SpO₂計
バイタルサインの測定	午後4時、午後9時、翌日午前6時
臨時指示	発熱時、解熱薬投与 SpO₂が94%以下なら酸素4 L/分フェイスマスクで開始

プログレスノート

○○年7月20日

糖尿病、蜂窩織炎で入院

CPR：25 mg/dL、WBC：18,000 cmm、BS：190 mg/dL、HbA1c：8.6%

DMのコントロール不良で蜂窩織炎を発症

抗生剤治療とする

炎症所見の推移、敗血症のサインに注意

看護記録

○○年7月20日

午後1時病室へ

左下腿も痛いがぐったりと疲れたとのこと。

力なくベッドに入り込み休まれる。

呼吸は安静呼吸で息苦しくはないといわれる。

疲れたせいかすぐに眠られる。

入室時バイタル：意識清明、血圧：120/60 mmHg、脈拍：78回/分、呼吸数：12回/分、体温：38.7℃、SpO₂：99%

図1● 安藤浩三さんの「プログレスノート」と「看護記録」（内科混合病棟・個室）

1 頭を整える

病状認識カードとリハーサルカードを作成しリハーサルを行ってください。

第2章の慢性閉塞性肺疾患＋肺炎の山田二郎さんでは呼吸原性心停止を想定し、リハーサルカードを作成しました。第4章の肝生検後の鈴木栄子さんでは出血性ショックからの心停止を想定し、リハーサルカードを作成しました。安藤浩三さんの場合は山田さんや鈴木さんとは病態が異なるかもしれません。

オリジナルの②病状認識カード（表4）と⑤リハーサルカード（図2）の項目などを安藤浩三さんの病状に合わせて適切な表現に更新し（必要があれば）、安藤浩三さんの病状認識カードとリハーサルカードをつくってください。

表4 ●②病状認識カード

分類	項目	病状に関するチェック項目	評価のチェックリスト
診断	現在治療中の主な疾患名	疾患名： 疾患の合併症：	☐ 疾患について患者・家族に説明できる ☐ 症状やサインがなぜ生じるのか病態が説明できる ☐ 死因につながる合併症や身体障害の説明ができる
	入院の目的：診断、重症度、入院中の心停止のリスク	診断と疾病の重症度： 検査値・画像の異常： 疾病の重さ・検査・治療・手術による心停止のリスク：	診断と重症度、検査・治療・手術の心停止のリスク ☐ 入院中の心停止のリスクは考えにくい ☐ 入院中に心停止になるリスクがある
トレンド	過去2～3年のトレンド	通院や入院回数の増加、ADLの低下、体重減少・増加	☐ 安定している ☐ 不安定（悪化・改善をくり返す） ☐ 悪化傾向
	入院までの現病歴のトレンド	症状増悪、合併症発症、内服治療の強化、検査・画像所見の悪化	☐ 安定している ☐ 不安定（悪化・改善をくり返す） ☐ 悪化傾向
	入院後経過のトレンド	全体観察・バイタルサインの推移、順調な経過からのズレ、合併症・副作用の発症	☐ 安定している ☐ 不安定（悪化・改善をくり返す） ☐ 悪化傾向
	入院生活のトレンド	全体観察、療養生活（食事、会話、トイレ、シャワー、睡眠・覚醒、目覚め、参加）の意欲、気分、行動	☐ 安定している ☐ 不安定 ☐ 悪化傾向
生理的予備能力	呼吸機能	いつもの生活での呼吸機能、酸素消費量が増加したときの代償・症状	☐ 安定している ☐ 不安定 ☐ 日常生活の質が低下してきている
	心血管系の機能	ADLの低下、酸素消費量が増大したときの代償・症状	☐ 安定している ☐ 不安定 ☐ 日常生活の質が低下してきている
心停止の原因	**低酸素血症**（上気道の閉塞、下気道の酸素化能低下）	呼吸回数の増加傾向、努力様呼吸の出現・増強、起座呼吸の出現・悪化	☐ 呼吸は安定している ☐ 呼吸の変化の症状・サインがある ☐ 症状・サインは増悪傾向にある
	循環血液量減少性ショック（出血、脱水、腹膜炎、熱傷）	出血・脱水などの原因・可能性の存在、全体観察・身体所見の経過、尿量の推移	☐ 循環は安定している ☐ 原因がなく可能性はない ☐ 原因があり可能性がある
	血管分布異常性ショック（アナフィラキシー、敗血症）	アナフィラキシー：抗原への曝露の可能性、呼吸器・消化器症状	☐ 抗原への曝露の機会がある ☐ 感染症・感染巣がある ☐ 循環は安定している
	心外閉塞性ショック（緊張性気胸、肺塞栓、心タンポナーデ）	緊張性気胸：気道内圧の上昇、外傷 肺塞栓：安静・長期臥床などの誘因	☐ 誘因や原因はなく可能性は少ない ☐ 誘因や原因があり可能性がある ☐ 緊張性気胸ではないことを説明できる
	心原性ショック（心筋梗塞、重度不整脈、弁膜症）	他のショックの原因が否定されるショック、症状のある不整脈の存在、発作性の不整脈の既往	☐ 心拍出量が適切かどうかの評価ができる ☐ 心拍出量が低下する既往症や基礎疾患がない ☐ 心拍出量が低下する既往歴や基礎疾患がある

```
☐ 入院（検査、治療、手術）に伴うリスクがある
  リスクの要因は？
☐ トレンドの悪化傾向がある
  判断の根拠は？
         ↓
予測する心停止の原因
  ☐ 低酸素血症    ☐ 循環血液量減少性ショック
                ☐ 血管分布異常性ショック
                ☐ 心外閉塞性ショック
                ☐ 心原性ショック
         ↓
☐ 最初の変化

☐ 急性呼吸障害または急性循環障害の症状・サイン

☐ 急性呼吸不全または急性循環不全の症状・サイン
```

図2● ⑤リハーサルカード

　病状認識カードやリハーサルカードをつくるには安藤浩三さんの情報（患者カード、診療計画カード、指示カード、プログレスノート・看護記録）にある用語と、病状認識カードやリハーサルカードにある用語の知識が必要になります。あなたの知識を使って安藤浩三さんの情報から病状認識カードとリハーサルカードを作成する時点で曖昧さがあると（知識を確認しないで✓を入れるなど）、そのつけは安藤浩三さんの急変となって返ってきます。患者の情報を正確に解釈し信頼できる病状認識カードとリハーサルカードをつくるためには、自分の知識で十分なのかあるいは教科書などを参照して知識を確認する必要があるのかの判断力が必要になります。

　蜂窩織炎や敗血症と敗血症性ショックについて知識が曖昧な場合は「蜂窩織炎のジャスト・イン・タイム知識（表5）」「敗血症と敗血症性ショックのジャスト・イン・タイム知識（表6）」で確認してください。

A．イグザンプル

　「安藤浩三さんの病状認識カード（表7）」を参照。

表5 ● 蜂窩織炎のジャスト・イン・タイム知識

		安藤浩三さんの看護実践を安全に行うための知識
病態	なぜ起こるのか？	蜂窩織炎は基本的には黄色ブドウ球菌などによる皮膚感染症。感染部位は真皮から皮下脂肪組織。清潔が保たれにくく傷が生じやすい足に初発することが多い。筋膜まで感染すると壊死性筋膜炎に進展する
	起こりやすい状態は？	糖尿病、肝硬変、ステロイドなどの免疫抑制剤を使用している状態では起こりやすい
	死亡率	合併症を発症すると高くなる
症状・サイン	局所の症状・サイン	皮膚の症状は熱感、赤み、腫れ（足全体が赤く腫れる）、痛み
	全身の症状・サイン	38℃以上の発熱、体全体のだるさ、頭痛や吐き気、関節の痛み、寒気による震えなど
	合併症	合併症では敗血症や敗血症性ショックが重篤
対応	治療	抗生剤投与、局所の安静、全身管理
	看護	合併症の早期発見

表6 ● 敗血症と敗血症性ショックのジャスト・イン・タイム知識

		安藤浩三さんの看護実践を安全に行うための知識
病態	敗血症の定義	感染症に対する制御不能な宿主反応に起因した生命を脅かす臓器障害が生じた状態。感染症によりさまざまな生体反応が起きるが、なかには宿主を傷害する反応も起きる、その状態を敗血症といい、意識障害、低酸素血症、ショック、腎機能障害などが起きる
	敗血症性ショックの定義	重篤な循環、細胞、代謝の異常を有する敗血症のサブセット
	重要性・死亡率	感染症から敗血症への進展に気づかれず初期治療が遅れることがよく起こっている・敗血症性ショックでは死亡率がさらに高くなる
症状・サイン	全身的指標	深部体温で38℃以上の発熱、収縮期血圧＜100mmHg、心拍数＞90回/分、頻呼吸＞20回/分、不穏・精神状態などの意識の変容、著明な浮腫など体液量の増加（24時間で）
	検査所見	白血球数＞12,000/μL、CRP著明に上昇
	バイタルサイン	血圧低下：収縮期血圧＜90mmHg、平均血圧＜70mmHg
	症状	尿量減少、血中クレアチニン値上昇、凝固異常、イレウスなど
	初期評価で敗血症と判断する2つの指標	初期評価で呼吸数が22回/分以上、かつ、意識の状態（AVPUの変化 and/or 言動の変容）があれば敗血症と判断する
対応	敗血症と判断したときのプラン	初期評価で敗血症と判断したらプラン赤を選択する。医師に報告しモニタ装着と全身状態の安定化の準備を開始する

「安藤浩三さんのリハーサルカード（図3）」を参照。

　感染症が急速に進展し全身症状を呈している（現病歴）ので感染症は増悪傾向にあると考えると、敗血症さらに敗血症性ショックへの進展を予測します。選択した抗生剤が効果を示せば炎症反応が治まり全身症状が安定化すると期待されますが、入院当日にはどちらに転ぶか予測できないのでプランBを採用し、「敗血症、さらに敗血症性ショックに進展

表7 ● 安藤浩三さんの病状認識カード

分類	項目	病状に関するチェック項目	評価のチェックリスト
診断	現在治療中の主な疾患名	疾患名：蜂窩織炎 疾患の合併症：糖尿病 死因につながる合併症：敗血症と敗血症性ショック	☑疾患について患者・家族に説明できる ☑症状やサインがなぜ生じるのか病態が説明できる ☑死因につながる合併症や身体障害の説明ができる
	入院の目的：診断、重症度、入院中の心停止のリスク	診断と疾病の重症度：蜂窩織炎、糖尿病 検査値・画像の異常：CPR上昇、WBC増多、発熱 心停止のリスク：敗血症性ショックへの対応の遅れ	診断と重症度、検査・治療・手術の心停止のリスク ☐入院中の心停止のリスクは考えにくい ☑入院中に心停止になるリスクがある
トレンド	過去2〜3年のトレンド	通院や入院回数の増加、ADLの低下、体重減少・増加：特に不安定さは聴取されず	☑安定している ☐不安定（悪化・改善をくり返す） ☐悪化傾向
	入院までの現病歴のトレンド	症状増悪：約1週間の経過で悪化してきている	☐安定している ☐不安定（悪化・改善をくり返す） ☑悪化傾向
	入院後経過のトレンド	全体観察・バイタルサインの推移、順調な経過からのズレ、合併症・副作用の発症：外来と入室時を比べると安定している・変化はない	☑安定している ☐不安定（悪化・改善をくり返す） ☐悪化傾向
	入院生活のトレンド	全体観察：とりあえず安定しているが、入室時の「疲れた」に病状の悪化を見出すこともできる	☑安定している ☐不安定 ☑悪化傾向（「疲れた」に意味を見出した場合）
生理的予備能力	呼吸機能	いつもの生活での呼吸機能、酸素消費量が増加したときの代償・症状	☑安定している（社会生活を普通に送っている） ☐不安定 ☐日常生活の質が低下してきている
	心血管系の機能	ADLの低下、酸素消費量が増大したときの代償・症状	☑安定している（社会生活を普通に送っている） ☐不安定 ☐日常生活の質が低下してきている
心停止の原因	**低酸素血症**（上気道の閉塞、下気道の酸素化能低下）	呼吸回数の増加傾向、努力様呼吸の出現・増強、起座呼吸の出現・悪化：来院時の呼吸はやや促迫、今後も変化するかもしれない	☑呼吸は安定している ☐呼吸の変化の症状・サインがある ☐症状・サインは増悪傾向にある
	循環血液量減少性ショック（出血、脱水、腹膜炎、熱傷）	出血・脱水などの原因・可能性の存在、全体観察・身体所見の経過、尿量の推移：敗血症では浮腫を形成するため循環血液性は減少する	☐循環は安定している ☑原因がなく可能性はない ☐原因があり可能性がある
	血管分布異常性ショック（アナフィラキシー、敗血症）	アナフィラキシー：抗原への曝露の可能性、呼吸器・消化器症状	☐抗原への曝露の機会がある ☑感染症・感染巣がある ☐循環は安定している
	心外閉塞性ショック（緊張性気胸、肺塞栓、心タンポナーデ）	緊張性気胸：気道内圧の上昇、外傷 肺塞栓：安静・長期臥床などの誘因	☑誘因や原因はなく可能性は少ない ☐誘因や原因があり可能性がある ☐緊張性気胸ではないことを説明できる
	心原性ショック（心筋梗塞、重度不整脈、弁膜症）	他のショックの原因が否定されるショック、症状のある不整脈の存在、発作性の不整脈の既往	☐心拍出量が適切かどうかの評価ができる ☑心拍出量が低下する既往歴や基礎疾患がない ☐心拍出量が低下する既往歴や基礎疾患がある

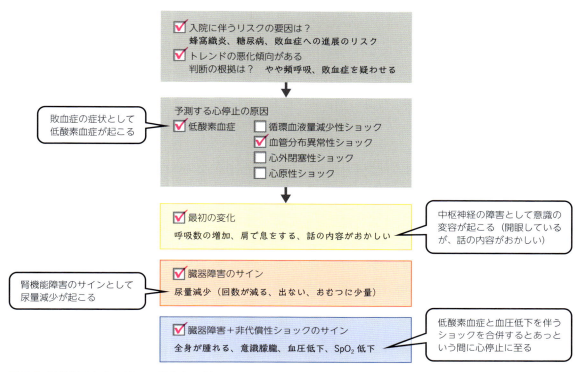

図3 ● 安藤浩三さんのリハーサルカード

するかもしれない」と考えプランを組み立てます。来院時に呼吸数の上昇やハァーハァーしている感じがあるので、呼吸の観察と変化の判断は重要になります。また来院時は受け答えはできていたので声掛けに対する返事や反応も変化の判断に使えそうです。

2 患者のところに行ったら

- あなたが安藤さんの部屋に入って行う手続きを予習してください。
- 安藤さんのパッと見判断を場合に分けて予測し、それぞれの場合にとるべき行動について説明してください。
- 安藤さんの全体観察では何を観察しますか？
- 安藤さんの病状であれば全体観察のなかで何を最初に判断しますか？

A. イグザンプル

　部屋に入ったらSpO₂計のリズム音を聴きながら、パッと見判断、続けて全体観察と療養環境の観察を連続的・同時に行います。リズム音に変化があれば数値をチェックします。パッと見判断で閉眼・表情がない・体動が視認できない場合は、意識がないと判断し駆け寄って「安藤さん」と声をかけながら開眼や体動を確認します。開眼や体動があれば初期評価を開始します。「安藤さん」と声をかけても開眼や体動が確認できない場合は、肩を揺すりながら反応をみますがそれでも反応がない場合は、ナースコールで応援を要請します（「安藤さんが急変です」）。パッと見判断で開眼していれば意識はあると判断できるので全体観察をしながら安藤さんに近づいていきます。

　パッと見判断で意識がある場合の全体観察（開眼、視線、顔色、表情、姿勢・体位、呼吸の観察）のなかではまず呼吸を評価します。肩で息をしていたり、呼吸につれて布団が上下しているのが見えたら呼吸困難だろう、とすれば敗血症の可能性が高いので、そばにいったら意識の変容を評価しようと考えます。

3 患者に接したら

　あなたは安藤さんに接して足を止めます。
- ⑧**初期評価カード**を裏返して、患者に接してあなたが視覚を使ってチェックする項目を気道、呼吸、循環、意識、外表の順に列挙してください。
- ⑧**初期評価カード**を表にして目で見てチェックする項目を確認してください。
- 初期評価で敗血症と判断するためには何を観察し、どのような評価を根拠にすればよいのかを「初期評価で敗血症と判断する思考プロセス（図4）」の空欄を埋めて説明してください。
- 逆に初期評価で敗血症ではないと判断するためには何を観察し、どのような評価を根拠にすればよいのかを「初期評価で敗血症と判断する思考プロセス（図4）」の空欄を埋めて説明してください。

A. イグザンプル

　一般病棟の入院患者で敗血症と判断する根拠は1）呼吸数が22回／分以上、2）意識

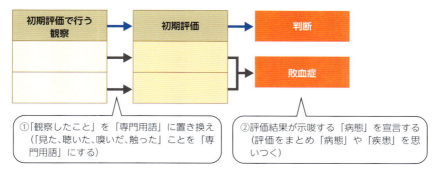

図4 ● 初期評価で敗血症と判断する思考プロセス

の変容がある（グラスゴー・コーマ・スケール能[※1]で15点未満、AVPUで変化がある、言動に変容があるなど）、3）収縮期血圧が100 mmHg以下、の3つのうち2つある場合になります。看護実践では、感染症がある患者でかつ初期評価で1）と2）があれば敗血症と判断する（その時点でプラン赤を選択する）、というルールになります。

初期評価で1）と2）の2つがあれば敗血症の判断は難しくありません。初期評価で1）または2）があればプラン黄色を選択し詳細な評価を行います。1）または2）がありプラン黄色でバイタルサインを測定し、3）血圧が100 mmHg以下であれば敗血症と判断します。

敗血症を疑った初期評価では呼吸数をカウントし意識の変容を評価します。呼吸数の増加がなく、かつ、開眼し会話の内容にも変化がなければ意識の変容はないと評価し、敗血症ではないと判断します。

B. 看護師の勘・知識のまとめ

- 看護師の勘（第6感）とは患者の病状認識と変化の予測から脳裏に描いた最初の変化の患者像（イメージ）と考えられます。
- 目の前の患者の病状が描いたイメージ（最初の変化をきたした患者像）に一致したらプラン黄色を選択し行動を起こすきっかけになります。
- 感覚器を用いて行うパッと見判断、全体観察と初期評価は患者のボディーランゲージを読みとる技能になります。
- 同時に「どうしました？」などの問いかけに対する患者の言語反応や訴え（ランゲージ）

※1　グラスゴー・コーマ・スケール（GCS）：開眼、会話、体動から意識レベルを判定するスケール。初期評価では開眼に要する刺激の大きさ（AVPU）と話しかけたときの返事の内容から意識の変容があるのかないのかを判断する。

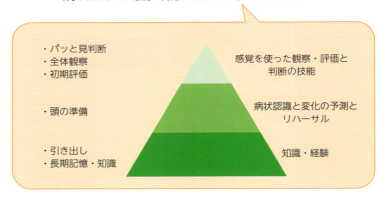

図5 ● 看護師の勘・第6感の3層構造

を読みとる・解釈する技能（問診）も用います。
- 全体観察や初期評価に変化はなくても、これまでになかった気分や体調の変化の訴え（言語としての表現、ランゲージ、症状の訴え）がある場合は、変化の懸念があると判断しプラン黄色を選択します[※2]。
  - 例：職場の健康診断で高血圧と糖尿病を指摘されている42歳男性。独歩来院し循環器内科を初診。主訴は胸の圧迫感。受付の観察でも待合室の観察にも変化なし。診察室に入ってくる様子も特に異常はない。「どうしましたか？」と問診すると「階段を急いで上がったりすると胸が重い感じがします」。急性冠症候群などを疑いアセスメントを開始する。
- 何が起きているのかを判断するには疾患や病態に関する知識（ショック、肺塞栓症、敗血症など）が必要になります。
- 看護師の勘・第6感の構造を図5に示しました。
  - 看護師の勘・第6感は知識や経験を基盤とする階層構造をとっていると考えられます。
  - 知識や経験の上位の技能として患者の病状を認識したり、起こりうる変化や予期せぬ心停止の原因を考えたり、看護実践をリハーサルする技能（頭の準備、頭を整える）が必要になります。
  - 引き出しがあり頭の準備が整っていることを前提に、患者を感覚（視覚、聴覚、嗅覚、触覚）を使って観察・評価します。
  - 上記のプロセス、すなわち「急変させない患者観察テクニック」を使って、「何かおか

※2 **全体観察や初期評価で変化はないがこれまでになかった症状の訴えがある場合はプラン黄色を選択する**：初診患者や救急患者の初期診療と同じくプラン黄色を選択しアセスメント・臨床推論を開始する。

しい、予期せぬ心停止の最初の変化かもしれない」と判断する技能はこれまで看護師の勘・第6感と呼ばれていました。
- ▶ 本書では看護師の勘・第6感を図5のように構造化したり「急変させない患者観察テクニック」として誰もが学習できるようにデザインしました。
- 医師や他のメディカルスタッフも「何かおかしい、最初の変化かもしれない」という勘・第6感を学習することで、病院・部署における患者安全を向上することができます。

4 選択したプランの実行

- 初期評価で敗血症と判断しプラン赤を選択した場合の行動の要点と、患者の経過と結末を予測し説明してください。
- 初期評価で敗血症を敗血症と判断できずにプラン緑を選択した場合の患者の経過と結末を予測し説明してください。

A. イグザンプル

　敗血症と判断したらプラン赤を選択し迅速に対応を開始します〔一般病棟における敗血症への対応に関するジャスト・イン・タイム知識（表8）を参照〕。迅速な対応が必要な理由は迅速に対応することで多くの場合改善が得られること、敗血症への対応が遅れると

表8 ● 一般病棟における敗血症への対応にかかわるジャスト・イン・タイム知識

	安藤浩三さんの看護実践を安全に行うための知識	
事実	一般病棟に入院している患者の敗血症の判断と死亡率の関係	呼吸数22回/分以上（初期評価）、意識の変容がある（初期評価）、収縮期血圧100 mmHg以下（バイタルサイン測定、プラン黄色のアセスメント）の3つの項目のうち2つがあれば敗血症と判断する。3つの項目のうち1つしかない場合と2つ以上がある場合を比べると、2つ以上の場合は死亡率が3倍から14倍に上昇する
	重要性・死亡率	感染症から敗血症への進展に気づかれず初期治療が遅れることがよく起こっている、敗血症性ショックでは死亡率がさらに高くなる
診断・治療	モニタ	詳細な評価に続いて心電図モニタ、SpO_2値のモニタなどを開始する
	初期蘇生	酸素投与・輸液などにより全身への酸素運搬量を維持する
	感染症の診断	血液などを採取し培養検査に出す、感染巣の診断のために画像診断などを行う
	抗菌薬治療	培養検査を行ったら適切な抗菌薬を十分量投与する
	個別の治療	ステロイド療法、輸血療法、血液浄化療法、栄養管理、血糖管理、体温管理など

死亡率が上昇すること、特に一般病棟では敗血症の判断が遅れることで予期せぬ心停止の原因になっていることがあげられます。

> **シナリオ2のI-SBAR-Cは次のようになります（例）**

Ｉ：内科混合病棟の看護師の○○です。安藤浩三さんの病状変化の報告です。

Ｓ：蜂窩織炎で入院した安藤さんですが、意識の変容があり呼吸数が22回/分以上で敗血症と判断しました。

Ｂ：基礎疾患に糖尿病があり1週間前に蜂窩織炎を発症しました。発熱と疼痛で糖尿病内科受診しそのまま入院となった患者です。

Ａ：入院時の意識は清明で会話の内容も普通でしたが、現在は開眼していますが視線が定まらず会話の内容が混乱しています。呼吸数は30回/分で肩を使った呼吸に変化しています。血圧は110/50 mmHg、心拍数は100回/分、体温は38.8℃、SpO_2は94％です。

Ｒ：状態変化への対応をお願いします（医師：わかりました。すぐに行きます。とりあえず酸素4 L/分で開始してください）。

Ｃ：酸素4 L/分投与はフェイスマスクでいいですか（医師：そのようにお願いします）。
　フェイスマスクで酸素投与を開始します。

5　看護実践の分析と看護記録

A. イグザンプル

　安藤浩三さんの看護実践検証カードの例（**表9**）を参照してください。
　一連の看護実践の分析ではチェック項目を患者の病状や状況、何よりも看護実践のゴールとゴールを達成する手続きに合わせて適宜変更します（**第5章-2** 1-**A**イグザンプル参照）。患者ごとに、看護実践ごとにゴールと手続きをオーダーメイドすることが看護実践になります。

表9 ● 安藤浩三さんの看護実践検証カードの例

チェックリスト	手続き1 →(観察する・評価する)	手続き2 →(判断する・選択する)	手続き3 →(決断する・行動する)	各段階のゴール
第5段階 看護実践の検証	☑ 各段階のゴールを達成できたかどうかを考える ☑ 第1段階～第4段階までに行った思考・行動にチェックを入れる	☑ チェックが入った（できたこと）事実に基づいて、一連の看護実践のプロセスを言語化する ☐ チェックが入らなかった原因を考える	☑ 記録を記載する ☑ 看護実践の継続性と一貫性を担保できるように記載する ☑ 部署内で共有できるように記載する	患者の視点・価値観で看護実践が適切に行えたかどうかを、その一連の過程の思考と行為・行動を自己検証する。看護が継続して行えるように看護過程を客観的に記録する
第4段階 プラン赤 （非心停止）	☑ 敗血症と判断したときに行う診断/治療の項目を思い出す（ジャスト・イン・タイム知識参照）	☑ 医師が到着するまでに看護師ができることを選択する	☑ 酸素投与を開始した ☑ 蘇生・診断・治療の準備を整えた	急変モードに頭を切り替え、心停止までの時間を計算しながら適切にかつ迅速に問題解決を行う
第3段階 患者の初期評価 患者安全信号機	変化を評価する項目 ☑ 気道と呼吸 ☑ 循環 ☑ 意識 ☑ 外表	☑ 変化があればプラン赤を選択する ☐ 変化の懸念があればプラン黄色を選択する ☐ 変化がなければプラン緑を選択する	☑ 選択したプランを実行することを決断する（自分で自分に指示する） ☑ 選択したプランを行動に移す ☑ I-SBAR-Cで報告する	患者の初期評価を行い、患者安全信号機を用いて患者の病状に応じたプランを選択し行動に移す
第2段階 患者の第一印象	☑ パッと見評価で意識あり、意識なしを評価する ☑ 続けて全身観察を行う	☐ 意識なしなら心停止を考え行動する ☑ 全身観察で変化の予備判断を行う	☐ 患者に駆け寄りBLS評価「大丈夫ですか?」を開始する ☑ 患者に近づき初期評価を行う	患者が視野に入ったらパッと見判断を行い意識がないならBLS評価を開始、意識があれば全体観察を行う
第1段階 頭を整える	☑ 患者の病状・トレンドを評価する ☑ リスクファクターを認識し起こりうる変化を列挙する	☑ 心停止の原因を考える ☑ 心停止にいたる経路で最初の変化、大きな変化、急な変化を推測する ☑ リハーサルカードをつくる	☑ 患者の全体観察をリハーサルする ☑ 初期評価をリハーサルする ☑ プランの選択と行動をリハーサルをする	患者の病状を認識、変化を予測しプランを考え、看護実践をリハーサルする

- 初期評価では常にABCDEを評価する
- 敗血症や心筋梗塞のように迅速な対応が必要な場合はプラン赤を選択する
- 安藤浩三さんに適応されなかった手続きは抹消する

6 振り返り

次の2つのイグザンプルで振り返りのしかたを説明します。最初に「できたことを味わう」を例に、次に「改善を要することについて考える」を例に説明します。

A．できたことを味わう（第6感を働かせ「敗血症だ」とピンと来た）

　「できる」看護師なら、安藤浩三さんのところに行って「あ、敗血症に進展している」とパッと判断できます。そして「敗血症はプラン赤を選択して迅速に対応を開始する」というルールを使って医師にI-SBAR-Cで報告し、定型的な敗血症の対応の準備をはじめます。

　「敗血症だ」とピンと来るためにはそのための仕込みが必要になります（図5）。まず敗血症とはどのような病態なのかを知る、一般病棟における敗血症の判断はどのように行うかのルールを知る、敗血症の経験がある（臨床経験だけでなくメンタル・シミュレーションでの経験も有用）といった知識や経験の引き出しが必要になります。そのうえで安藤浩三さんの病状が蜂窩織炎という局所の感染症から全身の臓器障害を伴う敗血症に進展するかもしれないというプランBを考え頭を整えます（頭の準備）。さらに一般病棟で敗血症を判断する知識（一般病棟における敗血症への対応にかかわるジャスト・イン・タイム知識）を安藤浩三さんに応用します。これらの3つの層で構成される考える機能（コグニティブ、認知機能）が連携したとき、「安藤浩三さんの今の状態は敗血症だ」と瞬時に判断できるようになります。これが「できる」看護師の勘の構造です。

　安藤浩三さんの敗血症に気づくことができ、できたことを味わうときのポイントは、読者が「できる」看護師の勘・第6感の3層構造を確認することにあります。

B．改善を要することについて考える（「敗血症だ」と気づけなかった）

　敗血症の患者をみて敗血症と判断できなかった場合、「次は注意しよう」と思うだけでは、あるいは「次は注意してください」と注意を喚起するだけではパフォーマンスを改善することはできません。次に敗血症の患者をみたら（初期評価したら）敗血症と判断できるようになるためには、なぜできなかったのかを考え、次はどうすればできるようになるのかの仮説を立てる必要があります。

　敗血症の患者をみて、敗血症だと判断できなかった場合は図5を使ってなぜできなかったのかを自己診断します。敗血症の判断に必要な知識は何か、それらの知識のなかで知らなかったのは何か、患者の情報から病状を認識したり変化を予測しリハーサルができたかどうか、患者のところで行う3つの観察の技能はあるかを自分で診断し、欠けている知識や技能があればそれを補う方法を考えます（医師が患者の病状を診断し治療法を処方・プランすることと同じです）。自己診断や処方ができない場合には教員・指導者に相談します。

　できないことができるようになるための方法を処方したり計画したら、あとはそれを

どうやって実行するかのアクションプランをたてプランを実行していきます。実行した成果は次の機会（臨床、あるいはシミュレーション）で確認します（できた、できないを区別する）。

 シナリオ2のポイント

- 看護実践スクリプトの段階に従って、各段階のゴールを達成するために手続きを順番に踏んでいきます（第4章-4 図8）。
- 安藤浩三さんのシナリオでは、「できる」看護師の勘・第6感の3層構造を説明しました（図5）。
- 一般病棟に入院している感染症の患者（あるいは褥瘡・創傷などの感染源のある患者）が敗血症に進展することは稀ではなく、判断が遅れると予期せぬ死亡の原因になります。
- 敗血症の知識を使えば初期評価で敗血症かどうかの判断ができます。
- その前提は病状認識と変化の予測から敗血症の判断をリハーサルしておくことにあります（図5）。

第6章 卒業テスト

状況設定
あなたの役割と使命

あなたは〇〇市立総合病院（300床の急性期病院）の眼科病棟に所属する看護師です。これから日勤の看護師として患者を受けもちます。病棟の今年の目標は「患者さまに安全で確実な看護を提供いたします。そのために、1）患者さまの病状を正しく認識します、2）急変につながる小さな変化を発見します、3）変化が小さいうちに急変の芽を摘みとります、の3つをチームで実践します」です。

あなたは病棟の目標を確認し勤務に入ります。

第6章 卒業テスト

問題

ルール

❶ 知識カードは見ないこと。

❷ まず 1 知識の確認 を行ってください。

❸ 1 知識の確認 が済んだら 2 看護実践テスト を受けてください。

❹ 2 看護実践テスト を進めるためにどうしても知識カードを見る場合は、その段階でテストを終了します（不合格）。

❺ 不合格になったらできなかったところを復習し、次はできるようになるための準備をします。

❻ 準備ができたら少し時間をおいて再度テストに挑戦します。

❼ ❷〜❹をくり返し 2 看護実践テスト を終了します。

❽ 解答例と解説 を読んで知識の使い方を確認します。

❾ 以下のように自己採点します。
- 1回で合格　　　　　　　　…100点
- 1回目不合格、2回目で合格　…90点
- 2回不合格、3回目で合格　　…80点
- 3回不合格、4回目で合格　　…70点
- 4回不合格、5回目で合格　　…60点

❿ 合格するまでくり返してください。

本書では誌面の制約から上記のルールで合格と評価します[※1]。

※1 **合格判定の仕方**：本来は合格判定で過去問題は使わない。過去問題は練習に用いるが合格判定を行う場合は常に新しい問題に挑戦する。合格の基準は100点満点とする。

1 知識の確認

「患者に安全で確実な看護を提供する」ためにあなたが採用する看護実践の台本について以下の質問に答えてください。

問1 看護実践の6つの段階を図や表を用いて説明してください。

問2 それぞれの段階の手続きについて簡単に説明してください。

2 看護実践テスト

あなたがこれから訪室する中村太郎さんの患者カード、診療計画カード、指示カードとプログレスノート・看護記録を示します。

中村太郎さんの「患者カード」（眼科病棟・個室）

患者氏名、年齢・性別	中村太郎、68歳・男性
入院時の診断（病棟）	前増殖糖尿病網膜症[※1]
現病歴	40歳代の頃に糖尿病を指摘される。しばらく通院したがそのまま放置。50歳で体重減少、頻尿と口渇を訴え病院受診。糖尿病のコントロール、治療目的で入院し退院後も通院治療を受けていたが、血糖のコントロール不良。腎機能障害から慢性腎不全に至り血液透析が導入された。最近、目がかすむということで眼科にコンサルトされた。
医師のプラン	網膜光凝固療法。透析センターで血液透析を施行し退院。
基礎疾患（現在治療中の疾患）	高血圧で内服治療中、糖尿病で内服治療中、慢性腎不全で週3回血液透析を受けている（65歳で透析導入）。
既往歴	55歳のときに心筋梗塞でバイパス手術を受けた。
アレルギー歴	なし
家族歴・生活歴	妻と同居。
ADL	生活は自立している。
入院時の全体観察	独歩入院となる。開眼、会話の相手を注視、顔色はやや悪い、表情は普通、姿勢はきちんと保てている、呼吸は安静呼吸。
入院時バイタルサイン	意識清明。血圧：170/108 mmHg、脈拍：80回／分、呼吸数：12回／分、体温：37.0℃、SpO$_2$：98%

中村太郎さん「診療計画カード」（眼科病棟・個室）

入院年月日	○○年7月14日
患者氏名、年齢・性別	中村太郎、68歳・男性
病名、入院診断名	糖尿病、前増殖網膜症、慢性腎不全
手術施行年月日	○○年7月15日
予定術式	網膜光凝固術
退院予定日	7月16日透析後退院予定
合併症など	術後は暗く感じたり一過性の浮腫で視力低下などが起こりうる。糖尿病、高血圧の合併症として脳卒中や心筋梗塞。

中村太郎さんの術後「指示カード」（眼科病棟・個室）

年月日	○○年7月15日（術後）
患者氏名、年齢・性別	中村太郎、68歳・男性
内服	処方された内服薬を継続
食事	糖尿病・腎不全食
検温	午後4時、午後9時、午前6時

※1 **前増殖糖尿病網膜症**：糖尿病により網膜の毛細血管瘤（血管の瘤）、出血（点状・斑状出血）や血液中のタンパク質や脂肪が血管から漏れ出て網膜にシミ（硬性白斑）を形成することがあります。この変化が進行し前増殖糖尿病網膜症の状態になると、かすみなどの症状が出現し網膜光凝固術が必要になります。

プログレスノート

○○年7月15日午前、予定通り手術終了

帰室後も特に変化なく順調に経過。

看護記録

○○年7月15日、特に問題なく手術を終了。申し送りでも特に異常はなかったとのこと。

帰室時：意識清明、全体観察は入室前と変化なし。
血圧：160/100 mmHg、脈拍：80回/分、呼吸数：12回/分、体温：36.6℃、SpO_2：98%

痛みなどの不快な症状はないとのこと。

中村太郎さんの「プログレスノート」と「看護記録」（眼科病棟・個室）

A 頭を整える

問3 中村太郎さんの病状認識カードを作成してください。

B 看護実践（「指示カード」参照）をリハーサルしてください

問4 中村太郎さんのリハーサルカードを作成してください。

C 15時に中村太郎さんがナースコールを鳴らしました

ナースコールに返事をする前にあなたは中村さんがナースコールを鳴らした理由を考えます。

問5 何が起きたと考えますか？

D 「どうしましたか？」と尋ねると 「胸のあたりが気持ち悪い」とのことでした

問6 何が起きたと考えますか？

あなたは中村さんのところに向かいます。

E 中村さんはこちらに顔を向け全体観察には変化がないようです

患者に接する前に変化の予備判断を行い、プラン緑・プラン黄色・プラン赤を選択する準備を行います。

問7 あなたの予備判断について説明してください。

F 中村さんの初期評価では特に変化がないと判断しました

問8 プラン緑・プラン黄色・プラン赤のどのプランを選択しますか？

G プラン選択後

問9 選択したプランで中村さんの安全を確保する方法について説明してください。

H 振り返り（reflection-on-action）

問10 問1〜問9 までのあなたの知識と看護実践を振り返ってください。

第6章 卒業テスト

解答例と解説

1　知識の確認の解説

問1 の解答　❶看護実践スクリプトカード、第3章-2 図2（p128）、⓭看護実践検証カードとその説明を参照。

問2 の解答　第4章-1 図2（p138）、第4章-3 図3〜6（p148、150、153、154）、第4章-4 図1（p162）、表6（p169）とその説明を参照。

問1 の解答と **問2** の解答をコンパクトにまとめると第4章-4 図8（p176）になります。

2　看護実践テストの解説

A 問3 の解答例
中村太郎さんの病状認識カードの例（表）を参照。

解説　中村太郎さんの病状ではいつ脳卒中・心筋梗塞が発症しても不思議ではありません。それが生活習慣病の特徴です。心筋梗塞では心室細動による突然の心停止への備えも必要になります。

B 問4 の解答例
中村太郎さんのリハーサルカードの例（図）を参照。

解説　中村太郎さんの病状ではいつ心筋梗塞が起きるか予測がつきません（裏返せば、心筋梗塞がいつ起きても対応できるように準備しておく必要があります）。心筋梗塞を疑えばプラン赤を選択します。中村太郎さんのパッと見判断で意識があり、全体観察で変化がなく、初期評価でも変化がない場合でも、訴えとして心筋梗塞を示唆する症状があればプラン赤を選択し、心室細動・心原性ショックに対応できる態勢を整え、心筋梗塞の診断と治療の準備を行います。

表 ● 中村太郎さんの病状認識カードの例

分類	項目	病状に関するチェック項目	評価のチェックリスト
診断	現在治療中の主な疾患名	**疾患名**：糖尿病網膜症、糖尿病、慢性腎不全、陳旧性心筋梗塞 **疾患の合併症**：脳卒中、心筋梗塞	☑ 疾患について患者・家族に説明できる ☑ 症状やサインがなぜ生じるのか病態が説明できる ☑ 死因につながる合併症や身体障害の説明ができる
	入院の目的：診断、重症度、入院中の心停止のリスク	**重症度**：網膜症、慢性腎不全、陳旧性心筋梗塞がある糖尿病で重症 **検査値**：血糖値、HbA1c、BUN/クレアチニンなど **リスク**：糖尿病による全身の細動脈の病変がありリスクは高い	診断と重症度、検査・治療・手術の心停止のリスク ☐ 入院中の心停止のリスクは考えにくい ☑ 入院中に心停止になるリスクがある
トレンド	過去2〜3年のトレンド	通院や入院回数の増加、ADLの低下、体重減少・増加 糖尿病による全身の細動脈の病変は進行しつつある	☑ 安定している ☐ 不安定（悪化・改善をくり返す） ☐ 悪化傾向
	入院までの現病歴のトレンド	症状増悪、合併症発症、内服治療の強化、検査・画像所見の悪化 網膜症も年単位で増悪してきているが週単位では安定している	☐ 安定している ☐ 不安定（悪化・改善をくり返す） ☑ 悪化傾向（糖尿病による臓器障害は悪化している）
	入院後経過のトレンド	全体観察・バイタルサインの推移は安定しているが、脳卒中・心筋梗塞はいつでも起こりうる状態	☐ 安定している ☑ 不安定（脳卒中・心筋梗塞はいつでも起こりうる） ☐ 悪化傾向
	入院生活のトレンド	全体観察、療養生活	☑ 安定している（突然不安定になりうる） ☐ 不安定 ☐ 悪化傾向
生理的予備能力	呼吸機能	いつもの生活での呼吸機能、酸素消費量が増加したときの代償・症状	☑ 安定している（ADLで見れば安定している） ☐ 不安定 ☐ 日常生活の質が低下してきている
	心血管系の機能	ADLの低下、酸素消費量が増大したときの代償・症状	☑ 安定している ☐ 不安定 ☐ 日常生活の質が低下してきている
心停止の原因	**低酸素血症**（上気道の閉塞、下気道の酸素化能低下）	呼吸回数の増加傾向、努力様呼吸の出現・増強、起座呼吸の出現・悪化	☑ 呼吸は安定している ☐ 呼吸の変化の症状・サインがある ☐ 症状・サインは増悪傾向にある
	循環血液量減少性ショック（出血、脱水、腹膜炎、熱傷）	出血・脱水などの原因・可能性の存在、全体観察・身体所見の経過、尿量の推移	☑ 循環は安定している ☐ 原因がなく可能性はない ☐ 原因があり可能性がある
	血管分布異常性ショック（アナフィラキシー、敗血症）	**アナフィラキシー**：抗原への暴露の可能性、呼吸器・消化器症状 **敗血症**：感染巣の存在（蜂窩織炎、腎盂腎炎、軟部組織感染症）	☐ 抗原への曝露の機会がある ☐ 感染症・感染巣がある ☑ 循環は安定している
	心外閉塞性ショック（緊張性気胸、肺塞栓、心タンポナーデ）	**緊張性気胸**：気道内圧の上昇、外傷 **肺塞栓**：安静・長期臥床などの誘因	☑ 誘因や原因はなく可能性は少ない ☐ 誘因や原因があり可能性がある ☐ 緊張性気胸ではないことを説明できる
	心原性ショック（心筋梗塞、重度不整脈、弁膜症）	他のショックの原因が否定されるショック、症状のある不整脈の存在、発作性の不整脈の既往	☐ 心拍出量が適切かどうかの評価ができる ☐ 心拍出量が低下する既往症や基礎疾患がない ☑ 心拍出量が低下する既往歴や基礎疾患がある

☑ 入院に伴うリスク：脳卒中・心筋梗塞、シャントからの出血
☑ トレンド：合併症の進行からトレンドは悪化傾向

予測する心停止の原因
☐ 低酸素血症　☐ 循環血液量減少性ショック
☐ 血管分布異常性ショック
☐ 心外閉塞性ショック
☑ 心筋梗塞・心原性ショック

☑ 最初の変化：言葉による訴えがない場合に重要
顔色が悪い、不安な表情、力ない姿勢、呼吸の変化

☑ 心筋梗塞：最初の変化がなくても新たな症状の訴えがあり心筋梗塞を示唆すればプラン赤を選択

☑ パッと見判断で意識がなくBLS評価で反応がない、ショック症状があり意識もうろうでぐったり

図 ● 中村太郎さんのリハーサルカードの例

C 問5 の解答例

心筋梗塞が起きたと考えます。

解説　中村さんに何かあった場合、まず最悪の状況を想定して行動します（プランB）。最悪の状況とは、①心筋梗塞による心室細動で突然心停止に陥る、②心筋梗塞が発症し急速に心不全に陥る、③一見安定しているが心筋梗塞を発症しており、今にでも不安定化したり心停止に陥るかもしれないという3つの状況です。中村さんは自分でナースコールを押しているようなので①は否定できます。
ナースコールに対応したとき中村さんがいつもと変わらない口調で体調の変化以外の内容（療養環境の不具合など）を伝えるのであれば、中村さんがナースコールした理由を聞いてその内容によりプラン緑（プランA）を選択する場合があります。

D 問6 の解答例

Cの②あるいは③を考えます（プランB）。

解説　心筋梗塞を考えこれからすぐに中村さんのところに行きますが、その間に心室細動になり中村さんは心停止に陥っているかもしれないと考えます。もしパッと見判断で目を閉じ、表情がなく、体動があると言いきれない場合は心停止を考えBLS評価を開始することを確認します。もしパッと見判断で意識があれば中村さんの詳細な評価と処置を開始します。

E 問7 の解答例

Cの①と②に備えます。

解説　中村さんはパッと見判断で意識があり、全体観察でも特に変化はありません。ナースコールで「胸のあたりが気持ち悪い」という症状の訴えは、中村さんの体の内部で何か病気（心筋梗塞の再発を疑っています）が進行していることを示唆しています。中村さんのアセスメント

により変化の原因を判断する必要があります。同時に心筋梗塞が起きているかもしれないと考えたら、心筋梗塞による心室細動（Cの①）が原因の心停止と急性心不全（Cの②）による急性肺水腫・心原性ショックに備える必要があります。

F 問8 の解答例
プラン赤を選択します。

解説 初期評価で気道、呼吸、循環、意識、外表には変化はありません。とりあえず呼吸（肺での血液の酸素化）と循環（脳への酸素供給）は保たれているようです。パッと見判断、全体観察、初期評価でも中村さんには変化はありません。しかし、中村さんの病状では心筋梗塞・急性心不全により突然、あるいは急激に心停止に陥るリスクが常にあります。初期評価で変化がなくても心筋梗塞を示唆する新たな症状の訴えがあれば、プラン赤で迅速な対応を開始します。

G 問9 の解答例
その場に居合わせた看護師・医師で対応を開始します。酸素投与、静脈路確保、モニター装着の準備をします。除細動器・AEDと救急カートを準備します。
医師が到着する前に急性呼吸不全・急性循環不全と判断したら看護師チームで二次救命処置を開始します。
病状が安定化すれば心筋梗塞の診断と治療を開始します。

H 問10 の解答例
解答例を読みながら、できたことと改善を要することを同定しリストアップしてください。以下、問1〜問9のできたことを味わったり、改善するための方法についての例を記載します。

【問1ふり返りの例】
看護実践の6つの段階を暗記していて、それぞれの段階で行うこと・知識カードの使い方を知識カードを見ないで説明できれば、「急変させない患者観察テクニック」に必要な知識は頭の中に入っていると評価できます。知識について説明する技能と、知識を使って看護を実践する技能は異なる技能になります（看護実践テストで評価しました）。
看護実践の6段階を暗記したり知識カードを見ないでその内容を説明できるようになるためには、それぞれの意味を理解する必要があります。記憶が不確かな場合は、第3章を読み返してあなた自身の意味付け・理解の程度を再確認し、意味付け・理解を強化してください。

【問2ふり返りの例】
問1ができたら問2に進みます。問2で看護実践の6段階と知識カードを使った看護実践の一連の手続きについて説明できれば、「できる」看護師がいつも使っている看護実践の枠（フレーム）が獲得できていると考えてよいでしょう。「できる」看護師のような看護実践が身につくようになるためには、獲得した枠（フレーム）をさまざまな患者に適用し看護実践を経験し振り返りを行います。
それぞれの手続きについて曖昧な点がある場合は、メンタル・シミュレーションの事例を再読しながら曖昧なところを明確化してください。

【問3ふり返りの例】
病状認識カードに唯一の正解はありません。
病状認識カードのチェックリストに✓を入れるために必要な患者情報が抽出できたことを味わいます。✓をいれるためにはカルテに記載されたテキストの意味を解釈し、看護学や医学の知識を使った解釈が必要になります。
✓を入れるのが難しい場合は、同僚・教員・指導者に質問したり本を読んだりして✓を入れるかどうかの判断の仕方を確認し、チェックが入れられる「できる」看護師の基準を理解します。

【問4ふり返りの例】
プランBとして心筋梗塞からの心停止を想定します。心筋梗塞による心停止は、1）心室細動が起き突然心停止する（数秒）、2）心不全が悪化し次第に心機能が悪化し心停止する（数時間）、のいずれかのパターンをとります。心筋梗塞を疑った看護（中村さんの場合）や診療では、いつ心室細動が起きてもすぐに対応できる大勢を整え、心機能をいつもモニタ（末梢循環の指標である顔色や、皮膚のあたたかさ、脈の強さ、血圧、尿量など）しながら、心筋梗塞の診断を進

めていきます。これが心筋梗塞を疑った場合の基本的な思考パターンになります。

リハーサルカードの作成の前提として、心筋梗塞を疑った場合の思考パターンで考えることが必要になりますが、できましたか？

中村さんのリハーサルカードは、心筋梗塞による心停止のパターン2）にそって記載する場合（心原性ショックの進行に従って記載）が多いと思いますが、そのプロセスのどの時点でも心室細動は起こりえます（それが心筋梗塞という疾患の特徴）。

【問5ふり返りの例】

問5は、心停止のリスクがあると判断しプランBを立案した患者からナースコールがあったら、まず何が起きたと考えますか、という質問です。その患者からナースコールがあったらまずプランBの症状・変化が起きたのではないかと考えます。ナースコールの内容を聞いていくうちにプランBからプランA（病状の変化と関係のない内容など）に切り替えてよい場合もあるでしょう。

中村さんからナースコールがあったら、リハーサルしたこと（プランB）が起きたのではないか、すなわち心筋梗塞が起きたのかな、と考えます。プランBで考えることができましたか？「できた」場合は、その思考回路をもう一度確認し、頭に定着させましょう。もし「迷った」らプランAとプランBの関係を復習して考え方を確認しましょう。

【問6ふり返りの例】

心筋梗塞が起きたのではないかと推論していてオープンクエスチョン※1で「胸のあたりが気持ち悪い」という情報が得られました。この症状は心筋梗塞と矛盾しないため、中村さんに心筋梗塞が起きていることがますます強く疑われます。

あなたの頭の中には、中村さんのところに行って3つの観察を行い患者安全信号機を使ってプランを選択する手続きが読み出され、その準備が整っています。

【問7ふり返りの例】

中村さんの全体観察では特に変化はないようです。パッと見判断で意識があり全体観察で普段と変化がなくても、身体の異常に起因する症状、訴え（「胸のあたりが気持ちが悪い」という中村さんのナースコールでの返事）やサインがあれば体の中で起きている変化があるかもしれません（まだボヤかもしれませんが、あっという間に大きな火事になる）。このような場合はプラン黄色を選択し患者のアセスメントを開始すると同時に、心筋梗塞に伴う心室細動や急速に進行する心不全に対応するために一足先にプラン赤を選択し、プラン赤で実行する手配を開始します。

心筋梗塞が強く疑われる状況では、まずプラン黄色に従って患者のアセスメントを開始し、呼吸や循環の異常の程度に応じて救急処置を行ないます（患者アセスメントで呼吸や循環の変化があると判断すればプラン赤を選択する、と同じ）。

【問8ふり返りの例】

パッと見判断、全体観察と初期評価で変化がないと判断した場合でも、患者の自覚的な訴えが潜在的に重篤あるいは致死的な疾患が疑われる場合は、プラン黄色で患者のアセスメントを開始します。呼吸のアセスメントで呼吸困難や喘鳴があれば酸素投与など必要な救急処置を開始します。次第に顔面が蒼白になったりショックの症状が見られるように変化したら、静脈路を確保したりモニタを装着したりし、プラン赤の対応を開始します。

このアプローチは、救急外来で救急患者の診療・看護を行う場合とまったく同じです。急な傷病で何らかの症状やサインを呈する患者にアプローチする場合にも、パッと見判断、全体観察、初期評価を行い、それぞれの観察に変化や異常があると判断したら判断に応じて適切な対応を行います。パッと見判断、全体観察、初期評価で異常がなければ、いつもは感じていない体調の不良（訴え）は、体の中に起きている、体の外からは診ることができない変化のサインと判断し、プラン黄色を選択し患者の詳細な評価（ア

※1　オープンクエスチョン：返答者が自由に答えられるような質問の仕方。「今日はどうしましたか？」など。一方、「胸の痛みは15分以上持続しますか？」など、イエスかノーかで返答をせまる質問の仕方をクローズドクエスチョンという。

セスメント）を開始します（総合的な救急診療）。アセスメントのなかで低酸素血症やショックがあればその場で必要な処置を開始します。
このように心筋梗塞を疑った場合にはプラン黄色を選択し実行しつつ、急変（心室細動による心停止、急性心不全）に先手先手で対応するためにプラン赤を選択します。その場にあなたしかいない場合にはプラン黄色を選択し急いでアセスメントを行います。あなた以外に看護師や医師が居合わせた場合は、あなたがアセスメントを行い他のメンバーが急変に備える対応を行っても良いでしょう。

心筋梗塞では心室細動という数秒で心停止にいたる合併症があるためこのような対応が必要になります。

【問9 ふり返りの例】
あなたはどのような方法で中村さんの安全を確保しましたか？
パッと見判断、全体観察と初期評価により身体観察を行ない、ボディランゲージとしての症状が感じ取れなくても、患者が症状を言葉（ランゲージ）として訴える場合はプラン黄色を選択します。

あなたが病院実習をしている看護学生でたまたまこのような状況（担当した患者さんが「胸のあたりが気持ち悪い」と訴えた）に遭遇した場合、あるいは新人看護師としてはじめての夜勤で同じ状況になったらどうしますか？
自分で対応する自信がなければすぐに上級者に報告することが患者安全の基本になります。報告する際にI-SBAR-Cが使えると、患者の状況がうまく伝わるため患者安全に貢献することができます。
自分で対応する自信がなくても、病棟のチームや院内のメンバーがどのように行動し中村さんの安全を確保するのかの手続きを知っていることも今後重要になってきます。

解説 中村太郎さんを事例とした看護実践テストのポイントは①中村太郎さんの病歴から入院中の最大のリスク（突然の心停止の原因）として心筋梗塞をリストアップできる、②心筋梗塞に起因する心室細動・急性心不全への対応をリハーサルできる、③初期評価に変化がなくても心筋梗塞を示唆する新たな症状・訴えからプラン赤を選択できる、④プラン赤で迅速に行うべき処置を説明できることです。
振り返りは**第5章-2 図5**を用いてメンタル・シミュレーションのシナリオ2と同じように行います（**第5章-2 6** 参照）。

成績と卒業の認定

本章冒頭のルールで示した通り、2 **看護実践テスト**は次のように評価します。
- 1回で合格　　　　　　　　…100点
- 1回目不合格、2回目で合格　…90点
- 2回不合格、3回目で合格　　…80点
- 3回不合格、4回目で合格　　…70点
- 4回不合格、5回目で合格　　…60点

本書では誌面の都合上、過去問を使って再テストを行います（患者安全TeamSimでは合格するまで常に新しい問題を使用します）。

本テストで点数を上げるためのアドバイス

1. 解答例の説明を読み、「改善を要すること」に関連する項目を読み直します。
2. 「その知識はそういう意味だったのか」「その知識は中村さんの事例ではこうやって使うのか」と納得できるまで考えます。
3. わからないところは「できる」看護師に質問しディスカッションを通して理解しましょう。
4. 心筋梗塞は病院にかかるまでの死亡率が高い病気です。「JRC蘇生ガイドライン2015」を読んで患者アセスメントのポイントなどを勉強します。

第7章
卒業テストに合格した後の学習の指針

合格おめでとうございます。
　まずは本書を使って達成できたことを味わってください。本書を読む前の看護実践にしかたについての考え方ややり方、あるいは看護師としての態度や習慣は、本書を読んだ後にどのように変化しそうですか？　本書を読む前にすでに獲得していた知識や経験に、本書で学んだ「急変させない患者観察テクニック」の知識やカードをうまく組み合わせ、患者が予期せぬ心停止に陥ることを回避するためにその最初の変化を発見しその場で急変の芽を摘みとる看護実践を組み立ててください。
　ここではさらに患者安全の技能を向上するための学習プランを説明します。

第7章 卒業テストに合格した後の学習の指針

1. 患者安全のためのチーム・シミュレーション（患者安全TeamSim）

1 看護実践とは

　看護師の業務は診療の補助、療養の世話と異常の発見ですがこれらはバラバラに行うものではありません。例えば看護実践スクリプトの第2段階で患者のところに行ったらまずパッと見判断、全体観察と療養環境の観察の3つを行います。患者が視野に入ったらまずパッと見判断を行い急変（意識がない→心停止かもしれない）の有無を判断し、続けて全体観察を行い変化の予備判断を行い、さらに療養環境の観察とその場でできる環境整備を行います。ここでは診療の補助、療養の世話と異常の発見が統合されていますがそれが看護実践の特徴といえます。

2 「できる」看護師の看護実践

　本書では患者の予期せぬ心停止を回避するために心停止に至る原因を患者ごとに推理し、その最初の変化を観察により発見し迅速に対応し急変の芽を摘みとるテクニックをとり上げました。また本書では従来の教え方・学び方（診療の補助、療養の世話、医療の発見と対応を別々に教える・学ぶ）ではなく、「できる」看護師の看護実践として統合された技能として学ぶデザイン[※1]を採用しています。
　一次救命処置、二次救命処置や患者急変のトレーニングコースは看護実践スクリプト（**第4章-4 図8**）でいえば第4段階の手続き3で実行するスキルのトレーニングに相当します。本書では第1段階〜第6段階の看護実践の単位（**第5章-1 図4**）のなかで変化への対応を学習しますが、従来の患者急変のトレーニングで学んだスキルは看護実践のなかで

※1　**統合された技能を学ぶデザイン**：メリルのインストラクショナルデザインの第一原理。デザインモデルとしてゴール・ベース・シナリオ（シャンク）、ストーリー中心型カリキュラム（鈴木克明）などがある。

は部分的なスキルとして使います。看護実践の部分的な学習成果（講義やスキルトレーニングなど）が看護実践（第5章-1 図4の看護実践の単位）のなかで使えるようになるためには、看護実践のなかで知識を使ったり部分的なスキルを選択し実行する技能を学習する必要があります。「できる」看護師に発達する効果的・効率的・魅力的な教授法の原則は、初学者（1年生）のうちから「できる」看護師の看護実践として知識（言語情報）・問題解決技能・態度技能・運動技能・生涯発達のための勉強のしかたを能動的に学ぶ教授デザイン（インストラクショナル・デザイン[※2]）になります。

卒業テストに合格したあなたは「急変させない患者観察テクニック」を含む看護実践の手順というアプリを頭の中にインストールしました。このアプリは使えば使うほどあなたはどんどん「できる」看護師に近づいていきます。次節では、図1に示した学習プログラムの系列に従って、「急変させない患者観察テクニック」というアプリの使い方に習熟したり、アプリ自体を拡張していく方法を説明します。

ゴール	学習目標
リーダーとして危機的状況の管理を行うことができる・振り返りでメンバーに改善の指針を与えることができる（crisis resource management、看護師の発達支援）	**患者安全 TeamSim・ステップ4** 1）変化の情報から患者に何が起きたかを理解し危機的状況を管理できる 2）達成可能なベストなゴールを設定し蘇生のプロセスを管理できる 3）成果を上げるために必要な看護実践能力を同定できる 4）蘇生に参加したメンバーに改善の指針を示すことができる
リーダーとして担当部署の患者安全を担保できる・「変化がある」患者にベストなチーム蘇生を実行できる（リーダーシップとチームワーク）	**患者安全 TeamSim・ステップ3** 1）担当部署のすべての患者の変化と対応をリハーサルしプランを周知できる 2）「変化の懸念がある」患者の看護プランを更新し共有化できる 3）「変化がある」患者に事前に考えたプランを適用しチームで安定化が図れる 4）現場で二次救命処置を開始し専門チームに引き継ぎができる
効果的に考え、効率的に行動し、効果的に連携し患者に安全と成果をもたらす看護ができる・振り返りができる（成果を振り返る技能、成果をあげる12の認知技能）	**患者安全 TeamSim・ステップ2** 1）3つの観察（＊）の判断に応じた行動をリハーサルできる 2）変化の懸念があれば患者アセスメントを行いI-SBAR-Cで報告と対応の提案ができる 3）低酸素血症と酸素供給量減少の判断ができ初期対応ができる 4）多重課題に対応できる
新人看護師がはじめての夜勤で患者安全を担保できる（急変や予期せぬ心停止の芽を摘み取る）	**患者安全 TeamSim・ステップ1** 1）患者情報から病状を正しく認識し変化を予測できる 2）訪室したら「変化がない」「変化の懸念がある」「変化がある」を判断できる 3）「変化がない」なら患者安全信号機を使ってプラン緑を選択できる 4）「変化の懸念がある」「変化がある」なら上級者に報告できる

（＊）3つの観察：パッと見判断、全体観察、初期評価

図1 ● 本書を卒業後に行うシミュレーション学習（患者安全TeamSim）の内容（ステップ1、ステップ2、ステップ3、ステップ4）

※2　ここでいうインストラクショナル・デザインの原理は、ライゲルースの精緻化理論とガニェ・メリルのエンタープライズを指す。

第7章 卒業テストに合格した後の学習の指針

2. 卒業テストに合格した後の学習の指針

　スマートフォンにアプリをインストールしたら、アプリを使いながらアプリの使い方に習熟していきます。
　それと同じように、「急変させない患者観察テクニック」という看護実践のアプリをインストールした読者は、次の発展学習を行うことで「できる」看護師に発達していきます（シミュレーション学習の方法については 3 で説明します）。

1　患者安全TeamSim・ステップ1

　本書で学習した「急変させない患者観察テクニック」という看護実践の技能は看護師として仕事をするときの基盤となる技能です。病院の看護師、クリニックの看護師、介護施設の看護師、訪問看護師、保健師、助産師などに共通する基本的な患者安全技能になります。
　新人看護師が夜勤にはじめて入る際に最低限獲得していなければならない技能の学習が患者安全TeamSim・ステップ1の目的になります（表1）。また看護学生が病院実習で看護師の動きを見学する際にも、看護実践スクリプトが頭に入っていれば看護師が考えていることを見える化できるので病院実習の効果・効率・魅力が向上します。
　このステップで最も重要な考え方はプランBの立て方と初期評価による変化の有無の判断の論理になります（第4章-4 表1）。また一人の患者に対して看護実践スクリプトが実行できれば、多重課題の学習も容易になります。

2　患者安全TeamSim・ステップ2

　ステップ2では最初の変化がある、あるいは変化の懸念がある患者のアセスメントの

表1 ● 卒業テストに合格したあとの学習の指針

	学習目標	対象	学習方法
患者安全TeamSim ステップ4	急変の状況（人がいない、物がない、医療事故が起きたなど）に応じて適切な対応ができる。NTSを効果的に発揮できる。	看護スタッフ、勤務のリーダー、部署の責任者	メンタル・シミュレーション、実際の環境・全身人形・模擬患者と高機能シミュレーター（モニタ画面など）と高度な資器材を併用したフィジカル・シミュレーション
患者安全TeamSim ステップ3	急変のアセスメントとI-SBAR-Cで報告ができる。急変対応ができる。一次救命処置・二次救命処置ができる。看護実践のなかの選択肢として一次救命処置・二次救命処置ができる。	看護スタッフ、勤務のリーダー、BLS/ICLS受講者	メンタル・シミュレーション、実際の環境・全身人形・模擬患者と高機能シミュレーター（モニタ画面など）と高度な資器材を併用したフィジカル・シミュレーション
患者安全TeamSim ステップ2	小さな変化があったら患者をアセスメントし、I-SBAR-Cで病状の報告と対応の提案ができる。疾病・病態の知識を使った臨床推論ができる。	看護学生、新人看護師、看護スタッフ・訪問看護師	メンタル・シミュレーション、実際の環境・全身人形・模擬患者を使ったフィジカル・シミュレーション、多重課題のトレーニング
患者安全TeamSim ステップ1	予期せぬ心停止に至る最初の変化を発見し、その場で急変の芽を摘み取る。訪室時は急変させない患者観察テクニックを使う。	看護学生、新人看護師、若手看護師	メンタル・シミュレーション、実際の環境・全身人形・模擬患者を使ったフィジカル・シミュレーション

←学習の系列

NTS（non-technical skills）：リーダーシップ、メンバーシップ、危機的状況管理（crisis resource management: CRM）、12の認知技能、共感と対話、全体振り返り、報告

しかたと、アセスメントの結果をI-SBAR-Cで報告したり対応策を提案する技能を学習します（**表1**）。

　看護実践では専門知識を使いながら、その状況で必要な判断は看護師自身が行う必要があります。また患者の病状に変化がある場合、アセスメントの結果、重大な原因があると判断した場合には必要な対応を考え、医師に提案することも必要になります。

　アセスメントの主要な技能は臨床推論の技能になります。問診、身体診察、バイタルサイン、簡単な検査結果という情報を頭に入力しながら、何が起きているのか・これからどうなるのかの推論を更新していきます。推論のサイクルがほぼ飽和し、その場で得られる最良の結論が得られたらI-SBAR-Cで状況を報告し問題解決を提案します。

　多重課題の前提は、一人ひとりの患者に対して看護実践ができる（①〜⑭のツールを使える）、特に第1段階の頭を整えることができる技能が確実に獲得されていることになります。多重課題とは、複数の患者に対し看護業務の単位を並び替えたり（**第5章-1 図4**）、患者のところに行ったときパッと見判断、全体観察、療養環境の観察の判断に応じて、事前に組み立てたプランをその場で並べ変えたり調整したりあるいは応援を要請する技能ととらえることができます。

　多重課題のトレーニングではその部署によくある事例についての知識（ナースコールの内容や対応ルールなど）をカード化し、事前に学習する・OJTではジョブエイドとして

利用する工夫によりトレーニングの効果・効率・魅力が向上します。

またステップ2では図1に示したように、「できる」看護師に発達していくための技能である、成果を振り返る技能と成果を上げる12の認知技能の使い方を学びます。

3 患者安全TeamSim・ステップ3

ステップ3ではいわゆる急変対応のトレーニングを行います（表1）。急変に先行する最初の変化を見逃すと、急な変化を起こし心停止が迫った病状の患者に対応せざるを得なくなります。そのような状況に陥っても、頭を整えていればすぐに急変や心停止の原因（心停止の原因検索）を想起し、原因に対して迅速に対応することができます。すでにBLSやICLSを受講していればそのスキルを使いながら急いで臨床推論（ステップ2で習得済み）を進めていきます。また急変対応の基本は知識カード⑫の**プラン赤カード**を使って行います。

看護師はその実践のなかで急変や心停止に遭遇することがあり、そのような緊急事態には効果的に対応する必要があります。効果的に対応するためには看護実践スクリプトの第1段階「頭を整える」の段階で、もしものときのリハーサルを済ませておく必要があります。この段階を省略してしまうと、いざというとき頭が真っ白になってしまい行動ができなくなってしまいます。

ステップ2は自分の受けもち患者の安全を担保する技能の習得を目標にしていますが、ステップ3はシフトのリーダーとしてその部署のすべての患者の安全を担保するための技能の習得を目標にしています。具体的には、

1) 担当部署（病棟やシフトなど）のすべての患者の変化とその対応をリハーサルし対応プランをスタッフに周知できる
2) 「変化の懸念がある」と報告を受けたらその患者の看護プランを更新しスタッフと共有できる
3) 「変化がある」と報告を受けたら事前に用意したプランを適用しながらチームで患者の病状を安定化できる
4) 心停止の場合はチームで二次救命処置を実施し専門チームに引き継ぎができる

を習得します。

4 患者安全TeamSim・ステップ4

　ステップ4では急変や予期せぬ心停止といった危機的状況を管理するノン・テクニカル・スキルの技能を発達させます（表1）。患者の入退院が重なったり、検査や診療が同時進行することがあります。勤務交代時に変化への対応を行う場面では責任の所在が曖昧になることもあります。停電や災害が起きると通常の医療・看護体制から、緊急モードに切り替える必要があります。これらの状況をうまくマネジメントすることも危機的状況を管理する技能に含まれます。

　新人看護師が入職したら彼らが予定通りに独り立ちできるように仕事のしかたを教えるだけでなく、仕事の効果的・効率的・魅力的な学び方を指導する必要があります。新人看護師であっても独り立ちすれば看護実践で結果を出すことが求められます。医療はチームで行うので看護実践で成果を出す（看護実践スクリプトで第5段階までをきちんと終了する）には他の職種と交渉したり、成果を出すために他の職種が結果を出すように影響力を発揮することも必要になります。

　以上述べた技能をまとめてノン・テクニカル・スキル（NTS）と呼びます。医療事故の原因はテクニカル（医療技術、手術、処置、看護技術など）なエラーよりもNTSのエラーの方が多いことが知られています。ステップ4では急変対応だけでなくその部署で想定される稀な状況にも対応するために必要なNTSの技能を獲得します。さらにその部署の看護スタッフごとの看護実践能力をモニタし、「できる」看護師に発達するための学び方を個人ごとに処方する技能の獲得をめざします。

　患者安全TeamSim・ステップ1〜ステップ4の教授・学習では2つのシミュレーション学習、メンタル・シミュレーションとフィジカル・シミュレーションを使い分けます。次にこの2つのシミュレーション技法の使い分けについて説明します。

第7章 卒業テストに合格した後の学習の指針

3. 看護業務の構造と看護実践技能を学習する方法

表1に看護業務の構造を示しました。この業務遂行能力の構造は看護業務に限らずファーストフードやレストランの店員にも当てはまります。

手順のない業務はないので、業務を覚えるときには手順書が必要になります。手順通りにくり返す業務はルーチン業務に分類されます。ルーチン業務では手順を覚えてその手順に従って体や手を使うことで業務を遂行できます。疲れてきたときに「がんばろう」と自分自身に声をかけ自分を整える技能も必要になります。同じ職場の同僚の業務遂行のスピードが落ちたときに「スピードアップ」と声をかけ注意を喚起するといった他者を整える技能も必要になります。

患者ごとに看護技術を最適化したり調整して実行する場合の業務のしかたは表1の非ルーチン業務に分類されます。非ルーチン業務ではルーチン業務とは異なるレベルの「考える技能」、「運動技能」、「自分を整える技能」と「他者を整える技能」が必要になります。表1の非ルーチン業務の技能セット（考える技能、運動技能、自分を整える技能、他者を整える技能）を使って行うのが看護実践になります（本書では①〜⑭のツールを使って行う）。本書では患者の病状に変化がない場合の看護実践（プラン緑）の学習は、患者安全TeamSim・ステップ1として行うことを想定しています。

看護業務の構造（表1）から、看護実践技能を獲得するには4つの異なる技能の学習が必要であることがわかります。また表1から看護実践技能の技能セットを教授する・学習する方法と系列は次のようにデザインすることが可能になります。

1) 考える技能：メンタル・シミュレーション（例：本書での学習法）を行う
2) 運動技能：ルーチン業務でくり返し行うタイプのスキルトレーニングを行う
3) 1) と 2) を前提に、看護実践のフィジカル・シミュレーションを行い技能セットの統合学習を行う

患者安全TeamSimの各ステップの学習におけるメンタル・シミュレーションとフィジカル・シミュレーションの使い分けについては表2にまとめました。看護実践スクリプトでまず頭を整えてから患者のところに行って看護を実践するのと同じように、患者安全

表1 看護業務の構造

	さまざまな看護業務のやり方	
業務遂行能力の要素	ルーチン業務 知識構造：標準的な看護実践技術を当てはめる、アルゴリズムを当てはめる	非ルーチン業務 知識構造：看護実践のルールや原理、経験知を組み合わせ、「こうすればできる」と仮定し看護実践を組み立てる
考える技能 **・観察・評価・判断・意思決定** **・問題解決** **・クリティカル・シンキング、臨床推論**	与えられた問題（既に記述された問題）に対し定型的な手順を当てはめる技能	新しい問題（自分で記述したり定義した問題）を、新たに発見した問題解決の方法を使って解決する技能
運動技能 **・体や手を使って行動する** **・熟練、スピード、正確さ**	くり返し行う作業、慣れるに従い手順に習熟し処理スピードが上がる	こうすればうまくいくという方略やリハーサルに基づいて行う
自分を整える技能 **・自分の感情・態度・行動を修正する**	状況に合わせてどのように対応するかの習慣	自分の感情や行動をコントロールする技能（信念、価値観、態度を発達させる）
他者を整える技能 **・他者の感情・態度・行動に働きかける**	状況に合わせて習慣化した反応	対人技能

メンタル・シミュレーション（考える技能）

フィジカル・シミュレーション（運動技能・自分を整える技能・他者を整える技能）

看護実践（非ルーチン業務）

「INSTRUCTIONAL-DESIGN THEORIES AND MODELS Building a Common Knowledge Base」（Charles MR, eds), Lawrence Erlbaum Associates, 2009を参考に作成

TeamSimにおける学習もまずメンタル・シミュレーションを行い知識や思考回路（問題解決）を頭の中にインストールします。フィジカル・シミュレーションではインストールされた知識や問題解決の方法（考える技能）を使いながら体を動かし（運動技能）、さらに患者との対話、他者とのかかわりのなかで自分や患者・他者を整えるNTSを統合して使う練習を行います。

表2 ● メンタル・シミュレーションとフィジカル・シミュレーションの使い分け

	メンタル・シミュレーション	フィジカル・シミュレーション（ステップ1ではOJTも可能）
患者安全TeamSim ステップ4	・看護実践におけるNTS（リーダーシップ、メンバーシップ、CRM、12の認知技能、共感と対話、全体振り返り、報告）の基本的な知識（言語情報）を獲得する ・NTSのID式・知識カードを使ってさまざまな状況の問題解決を練習する ・シナリオ演習でNTSを知識・思考回路（問題解決）としてインストールする	勤務する部署で経験した事例を再現した真性な環境でシミュレーションを行う ステップ3までに獲得した技能だけではうまくいかない状況のなかでNTSを使い、状況を改善し患者のゴールを達成する技能をトレーニングする 患者・家族への対応・説明、チームとの対話、公式の報告もトレーニングに含む
患者安全TeamSim ステップ3	・勤務する部署で遭遇しそうな急変の病態・蘇生に必要な知識を確認する（ID式・クイズ） ・急変予測と迅速対応で使用するID式・知識カードを使って急変の発見と迅速対応を練習する ・シナリオ演習で急変予測と迅速対応技能（問題解決）をインストールする	勤務する部署ごとに遭遇しそうな急変シナリオを用い真性な環境でシミュレーションを行う 評価する技能に応じて資器材を選択する 前提条件をBLSができる・ICLSのスキルができる、に設定し、シミュレーションの効果・効率・魅力を高める
患者安全TeamSim ステップ2	・臨床推論とI-SBAR-Cでの報告・提案に必要な知識（言語情報）を獲得する ・臨床推論のためのID式・知識カードを使ってアセスメントとI-SBAR-Cを使った報告・提案を練習する ・シナリオ演習でアセスメント技能とI-SBAR-Cの使い方をインストールする。多重課題の学習も同様にデザインする	インストールした臨床推論技能とI-SBAR-Cの使い方を真性な環境で実際にできる JIT知識とシナリオの内容・レベルの精緻化により、学習者のゴールを高めていく（臨床レベル） 多重課題では部署ごとに共有されている知識やルールを事前に提示する
患者安全TeamSim ステップ1	・学習目標を達成するために必要な基本的な知識（言語情報）を獲得する ・看護実践スクリプトを含めたID式・知識カードを使って急変させないための患者観察を練習する ・シナリオ演習で知識と思考回路（問題解決）をインストールする	インストールした知識と問題解決技能を真性な環境で体を使って実際にできる JIT知識とシナリオの内容・レベルの精緻化により、学習者のゴールを高めていく（臨床レベル）

学習の系列 ↑

真正な環境：本物と同じような環境の意。学習者にとって真正性の高い環境のなかで学習した成果は、本物の環境でも活用できる可能性が高くなる。一方、真正性の低い環境（教科書の記載のように本物の環境のなかから事実だけを抜き取り学習する環境など）で学習したことを実際の環境のなかで活用することは一般に容易ではない。

後記

　本書「急変させないための患者観察テクニック」では、いままで明確な形式として教えられてこなかった看護実践と患者安全の暗黙知を14のツールとして形式知化（「できる」看護師の技能を見える化）し、患者安全を内包した看護実践を教えやすく・学びやすい教材として執筆しました。

　看護師が「患者のところに行く」のは普通の行為でありそれがどのような技能で構成され、どのように学べばよいのかについての分析や学習のデザインは行われてきませんでした。また患者の病状は変化するという認識に基づいた患者観察技能の学習も十分に行われてきませんでした。本書では患者のところに行く前に頭を整え、その頭で患者観察を行うことが患者安全の基本と考えました。

　本書で取り上げる「急変させない患者観察テクニック」は、日本医療教授システム学会（JSISH）が開発したGoal-Oriented Learning Design Method（ゴールド・メソッド™）を用いて執筆しています。ゴールド・メソッドはインストラクショナル・デザインの原理・モデルを組み合わせ、医療職の発達を効果的・効率的・魅力的に支援する学習をデザインする方法論です。

　ゴールド・メソッドは医療職の「仕事」の単位をスクリプト化し、スクリプトを使いながら仕事のしかたを最初は簡単な仕事を使って学習し、それができたら仕事の難易度を少しずつ上げていくという学習を継続することで実際の仕事ができるようになるための学習をデザインします。ゴールド・メソッドでデザインした学習では、学習者はID式・クイズ™（本書のクイズ）とID式・知識カード™（本書内で解説）を足場掛け（学習を支援するツール）として用いながら学習を進めます。最初はツールを利用しながら学習を進めますが、ツールが学習者の頭の中に内在化するにしたがい、外在するツールを参照する機会は減少していきます。そして、学習のゴールでは学習者は仕事のしかたをスクリプトとツールを使って問題解決を行う一連のプロセスとして頭のなかにインストールします。

　「急変させない患者観察テクニック」では患者安全信号機™というツールを採用しました。誰もが利用している交通信号機をメタファー（例え）として利用することで、患者の病状の変化に応じて選択するプランを定義しました。患者の病状に変化がなければあらかじめ予定された看護を行います（プラン緑）。患者の病状に小さな変化（あるいは予期せぬ心停止に至る最初の変化）があると判断したら、予定された看護はいったん中断し変化のアセスメントを行いプランを立て直します。患者の病状に明らかな変化があれば予定はキャンセルし、変化への対応を開始します（プラン赤）。

　本書が看護教育の導入（あるいは看護師としてのキャリアの初期）で利用され、多くの看護師が「急変させない患者観察テクニック」を獲得することを願っています。

　　　　　　　　　　　　　　　　　　　　　　　　　　　　　　　　池上敬一

索 引

欧 文

crisis resource management……16
ID式・クイズ……21
ID式・知識カード……11
I-SBAR-C……17, 124

和 文

あ行

思い込みエラー……34

か行

看護業務……232
看護記録……143
看護実践検証カード……128
看護実践スクリプトカード……104
患者安全TeamSim……16
患者安全信号機……13
完全習得学習……20
危機的状況管理技能……16

さ行

指示カード……143
初期評価カード……117
心停止マップカード……108
診療計画カード……143
全体観察……51
全体観察カード……116

た行

低酸素血症・ショックカード……111
「できる」看護師……20

な行

認知……36

は行

パッと見判断カード……114
病状認識カード……105
プランA……42
プランB……42
プラン赤カード……126
プラン黄色カード……124
プラン緑カード……120
振り返りカード……130
プログレスノート……143
ホメオスタシス……31

ま行

メンタル・シミュレーション……14

ら行

リハーサル……19
リハーサルカード……113
臨床推論……58

■ 著者プロフィール

池上敬一（いけがみ　けいいち）

日本医療教授システム学会　代表理事

1981年宮崎大学医学部卒業

卒業後，大阪府立千里救命救急センター（現 大阪府済生会千里病院千里救命救急センター），大阪大学医学部附属病院特殊救急部（現 大阪大学医学部附属病院高度救命救急センター）で救急を研修．国立東静病院外科（現 独立行政法人国立病院機構静岡医療センター外科），済生会神奈川県病院外科で外科を研修．その後，大阪大学大学院医学系研究科・医学部救急医学での臨床・研究に続き杏林大学医学部救急医学教室，獨協医科大学越谷病院救急医療科（現 獨協医科大学埼玉医療センター）に勤務．2007年，日本医療教授システム学会設立・代表理事．

読者へのメッセージ：看護職は素晴らしい仕事です．近年，その役割は拡大しその傾向は今後も続きます．社会のニーズに応えるため，「安全で安心・信頼できる看護実践能力」と「生涯に渡って発達させる方法」が必要になります．「急変させない患者観察テクニック」は，将来の看護職に必要な「考える」看護実践能力と，自分で自分を発達させる高度な認知能力を獲得できます．

看護学生・若手看護師のための
急変させない患者観察テクニック
小さな変化を見逃さない！できる看護師のみかた・考え方

2018年3月10日　第1刷発行
2021年4月15日　第3刷発行

著　者	池上敬一
発行人	一戸裕子
発行所	株式会社羊土社
	〒101-0052
	東京都千代田区神田小川町2-5-1
	TEL　03（5282）1211
	FAX　03（5282）1212
	E-mail　eigyo@yodosha.co.jp
	URL　www.yodosha.co.jp/
装　幀	Malpu Design（宮崎萌美）
装　画	田渕正敏
印刷所	株式会社 Sun Fuerza

© YODOSHA CO., LTD. 2018
Printed in Japan

ISBN978-4-7581-0971-0

本書に掲載する著作物の複製権，上映権，譲渡権，公衆送信権（送信可能化権を含む）は（株）羊土社が保有します．
本書を無断で複製する行為（コピー，スキャン，デジタルデータ化など）は，著作権法上での限られた例外（「私的使用のための複製」など）を除き禁じられています．研究活動，診療を含み業務上使用する目的で上記の行為を行うことは大学，病院，企業などにおける内部的な利用であっても，私的使用には該当せず，違法です．また私的使用のためであっても，代行業者等の第三者に依頼して上記の行為を行うことは違法となります．

JCOPY ＜（社）出版者著作権管理機構 委託出版物＞
本誌の無断複写は著作権法上での例外を除き禁じられています．複写される場合は，そのつど事前に，（社）出版者著作権管理機構（TEL 03-5244-5088, FAX 03-5244-5089, e-mail：info@jcopy.or.jp）の許諾を得てください．

乱丁，落丁，印刷の不具合はお取り替えいたします．小社までご連絡ください．

羊土社のオススメ書籍

ぜんぶ絵で見る
医療統計
身につく！　研究手法と分析力

比江島欣慎／著

まるで「図鑑」な楽しい紙面と「理解」優先の端的な説明で，医学・看護研究に必要な統計思考が"見る見る"わかる．臨床研究はガチャを回すがごとし…？！統計嫌い克服はガチャのイラストが目印の本書におまかせ！

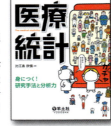

- 定価 2,860円（本体 2,600円＋税10%）
- 178頁　■ ISBN 978-4-7581-1807-1
- A5判

関節リウマチ
看護ガイドブック
共同意思決定をめざした
トータルケアの実践

房間美恵，竹内　勤／監，
中原英子，金子祐子／編

病態・診察・治療等の基本知識から，現場を熟知したエキスパートによる実践的ケアのポイントまで，エビデンスにもとづいたRA看護のエッセンスを新書サイズに凝縮．患者さん視点のチーム医療実践に必須の一冊です．

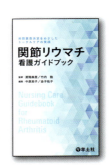

- 定価 3,080円（本体 2,800円＋税10%）
- 287頁　■ ISBN 978-4-7581-0974-1
- 新書判

やさしく学べる
がん免疫療法
のしくみ

玉田耕治／著

第4のがん治療として注目高まる「がん免疫療法」の入門書．がん抗原とは？抗PD-1抗体はなぜ効くの？副作用は？細胞療法とワクチンの違いは？などの基本知識を，豊富なイラストとともにやさしく，正しく解説します．

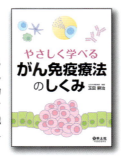

- 定価 2,750円（本体 2,500円＋税10%）
- 75頁　■ ISBN 978-4-7581-2071-5
- B5判

がん治療のための
緩和ケア
ハンドブック
症例・処方例・IC例で身につく！
鎮痛薬の使い方から心のケアまで

吉田健史／著
中川和彦，小山敦子／監

「くり返す痛み，適切な処方は？」「言いづらいこと，どう切り出す？」薬の使い方に加え，つらさを癒す声かけやICの具体例が満載！ポケットに入れて持ち運べるオピオイド等力価換算表付き！

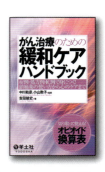

- 定価 3,960円（本体 3,600円＋税10%）
- 336頁　■ ISBN 978-4-7581-1803-3
- B6変型判

発行　羊土社 YODOSHA
〒101-0052　東京都千代田区神田小川町2-5-1　TEL 03(5282)1211　FAX 03(5282)1212
E-mail：eigyo@yodosha.co.jp
URL：www.yodosha.co.jp/

ご注文は最寄りの書店，または小社営業部まで

羊土社のオススメ書籍

こんなにも面白い医学の世界
からだのトリビア教えますPart2

中尾篤典／著

レジデントノート誌の人気連載，単行本化第2弾！「O型の人は蚊に刺されやすいって本当？」「テレビゲームで手術が上達する？」など，言われてみるとたしかに気になる医学の「トリビア」を集めました！

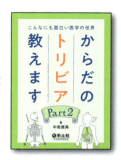

- 定価 1,100円（本体 1,000円＋税10%）
- 78頁
- ISBN 978-4-7581-1899-6
- A5判

こんなにも面白い医学の世界
からだのトリビア教えます

中尾篤典／著

お酒を飲んだあと〆のラーメンが食べたくなるワケ，バンジージャンプは失明を引き起こす？など，身近に潜む医学の雑学「トリビア」を1冊にまとめました．へぇーそうだったんだ！と思わず誰かに教えたくなること必至！

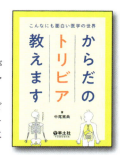

- 定価 1,100円（本体 1,000円＋税10%）
- 86頁
- ISBN 978-4-7581-1824-8
- A5判

教えて！ICU Part 3
集中治療に強くなる

早川　桂／著

レジデントノート誌の人気連載の単行本化，待望の3巻目！敗血症の新定義や抗菌薬適正使用など，ICUの現場で注目されているトピックスについて，研修医目線でやさしく嚙み砕いて教えます！

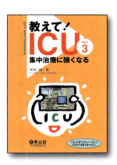

- 定価 4,290円（本体 3,900円＋税10%）
- 229頁
- ISBN 978-4-7581-1815-6
- A5判

チーム医療による周術期管理まるわかり
安全で質の高い術前術後管理を行うための、チーム内の役割と連携

川口昌彦, 古家　仁／編

多職種連携のために，まずは各スタッフの仕事を知ろう！麻酔管理から薬剤管理，栄養管理，口腔機能管理，リハビリテーション等について，各役割ごとに術前〜術後管理のポイントを押さえてやさしく解説した入門書！

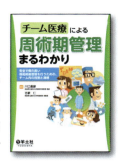

- 定価 3,740円（本体 3,400円＋税10%）
- 263頁
- ISBN 978-4-7581-1113-3
- A5判

発行 羊土社 YODOSHA
〒101-0052　東京都千代田区神田小川町2-5-1　TEL 03(5282)1211　FAX 03(5282)1212
E-mail：eigyo@yodosha.co.jp
URL：www.yodosha.co.jp/

ご注文は最寄りの書店，または小社営業部まで

羊土社のオススメ書籍

納得！実践シリーズ
リウマチ看護パーフェクトマニュアル
正しい知識を理解して効果的なトータルケアができる！

村澤　章, 元木絵美／編

リウマチ看護に必須の知識がわかり自信をもってケアできる1冊！治療とケアの関係、フットケアなどの身につけたい技術、ケーススタディでわかる患者指導など、疾患をイメージしながら実践できる充実した内容です。

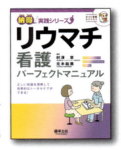

- 定価 4,400円（本体 4,000円＋税10%）
- 287頁
- ISBN 978-4-7581-0969-7
- B5変型判

納得！実践シリーズ
Q&Aと症例でわかる！摂食・嚥下障害ケア

藤島一郎, 谷口　洋, 藤森まり子, 白坂誉子／編

「むせる患者さんへの対応は？」「絶食からの経口摂取のはじめ方は？」などベッドサイドの疑問から、効果的なリハビリ方法、ケアのコツまでエキスパートが教えます。症例に沿ったケアの実際も多数収録。

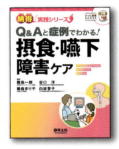

- 定価 3,630円（本体 3,300円＋税10%）
- 342頁
- ISBN 978-4-7581-0970-3
- B5変型判

必ずうまくいく！PICC
末梢挿入型中心静脈カテーテルの挿入テクニックから管理まで

徳嶺譲芳／監, 金井理一郎／編
一般社団法人医療安全全国共同行動／協力

超音波ガイド下でPICCを確実に挿入するコツや手技のトレーニング方法、合併症予防の知識をわかりやすく解説。初心者はもちろん、PICCを臨床でもっと活用したい医師・看護師にオススメです。web動画つき。

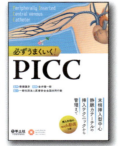

- 定価 4,180円（本体 3,800円＋税10%）
- 133頁
- ISBN 978-4-7581-1818-7
- B5判

診断力を鍛える！症候足し算
症候の組合せから鑑別疾患を想起するトレーニング

山中克郎／監
北　啓一朗, 三浦太郎／著

「疾患」とその疾患に特徴的な「症候」の組合せを足し算で表わした、診断力強化ドリル。300超の足し算式を22の主訴に分けて収録し、さらに確定診断のための「次の一手」や、各疾患の鑑別ポイントも掲載。

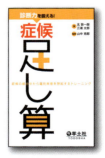

- 定価 3,080円（本体 2,800円＋税10%）
- 215頁
- ISBN 978-4-7581-1817-0
- B6変型判

発行　羊土社 YODOSHA
〒101-0052　東京都千代田区神田小川町2-5-1　TEL 03(5282)1211　FAX 03(5282)1212
E-mail: eigyo@yodosha.co.jp
URL: www.yodosha.co.jp/

ご注文は最寄りの書店、または小社営業部まで